Cuando la
vida
ya no es
vida

¿EUTANASIA?

Daniel Behar

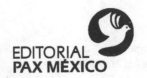

**EDITORIAL
PAX MÉXICO**

EL LIBRO MUERE CUANDO LO FOTOCOPIAN

Amigo lector:

La obra que usted tiene en sus manos es muy valiosa. Su autor vertió en ella conocimientos, experiencia y años de trabajo. El editor da una presentación digna de su contenido y pone su empeño y recursos para difundirla ampliamente, por medio de su red de comercialización.

Cuando usted fotocopia este libro o adquiere una copia "pirata" o fotocopia ilegal del mismo, el autor y editor no recuperan la inversión que han realizado.

La reproducción no autorizada de obras protegidas por el derecho de autor desalienta la creatividad y limita la difusión de la cultura, además de ser un delito.

Si usted necesita un ejemplar del libro y no le es posible conseguirlo, le rogamos hacérnoslo saber. No dude en comunicarse con nosotros.

EDITORIAL PAX MÉXICO

❧ ☙

COORDINACIÓN EDITORIAL: Matilde Schoenfeld
CUIDADO DE EDICIÓN: Gilda Moreno Manzur
PORTADA: Víctor M. Santos Gally

© 2007 Editorial Pax México, Librería Carlos Cesarman, S.A.
        Av. Cuauhtémoc 1430
        Col. Santa Cruz Atoyac
        México DF 03310
        Teléfono: 5605 7677
        Fax: 5605 7600
        editorialpax@editorialpax.com
        www.editorialpax.com

Primera edición
ISBN 978-968-860-840-1
Reservados todos los derechos
Impreso en México / *Printed in Mexico*

Dedicatoria

A Fortuna, José,
Dorit, Diana y Morris

A todos mis lectores de *Un buen morir*

Índice

Agradecimientos

Mi más sincero agradecimiento por su ayuda y apoyo incondicional a Esther, mi mejor amiga y amada esposa; no encuentro palabras para expresar cuán extraordinaria es. Sin su colaboración, comprensión, creatividad y entusiasmo no habría sido posible tranformar el manuscrito en este libro.

Agradezco a mis maravillosos hijos José, Abraham y Ana su apoyo permanente y sus invaluables consejos; siempre los he considerado mis mejores maestros.

A mi suegro, el doctor Abraham Bazán, le estoy sinceramente agradecido por transmitirme su experiencia.

Deseo también dar las gracias a mi amiga, la tanatóloga y logoterapeuta Maricarmen Musi, por apoyarme en este proyecto desde un principio.

Mi agradecimiento a Moisés Baley por sus comentarios y el tiempo que dedicó a la revisión de algunos de los capítulos, en especial a la sección de "Eutanasia y religión".

Gracias a Gilda Moreno Manzur, por su labor de edición del original de esta obra.

Por último, mi infinito agradecimiento a varios autores y maestros cuyas obras son una fuente cotidiana de inspiración.

Muchas gracias a mis lectores; con todo mi cariño.

Prefacio

¿Hemos venido aquí para reír o para llorar?
¿Estamos muriendo, o estamos naciendo?

CARLOS FUENTES

Al estrenar un siglo en el que el terrorismo olímpicamente inaugura sus juegos de muerte, se desploman ante la incrédula mirada de más de mil millones de televidentes las torres gemelas de Nueva York, circulan rumores de una tercera guerra mundial, explotan estaciones de trenes, arden embajadas y tropas invasoras hollan el suelo de numerosos países. El martes 28 de noviembre de 2000 vemos por televisión que el Parlamento holandés vota a favor de legalizar la eutanasia voluntaria, proyecto apoyado por el gobierno. Así Holanda se convierte en el primer país en el mundo en legalizar la muerte piadosa.

Si bien la eutanasia se toleró durante muchos años en Holanda, era aún ilegal, por lo que, en teoría, un médico que administrase una droga letal podría ser enjuiciado.

Siguiendo el ejemplo de Holanda, en septiembre de 2002 Bélgica legalizó también esta práctica a partir de los dieciocho años de edad. Al hacerlo fue incluso más allá que Holanda al incluir no sólo a los pacientes en fase terminal, sino también a quienes padecen *un insoportable sufrimiento psíquico* o *físico*.

Cuando la eutanasia sea solicitada por personas que no padecen una enfermedad incurable, el médico deberá reflexionar durante un mes y solicitar el consejo de dos colegas.

En este libro, querido lector, veremos cómo en torno a la eutanasia las viejas formas de pensar, dogmas e ideologías, por útiles y valiosas que hayan sido en el pasado, no se adecuan ya a los hechos. En este nuevo siglo emergemos del choque de nuevos valores y tecnologías, nuevos estilos de vida y nuevos modos de comunicación, lo cual exige nuevas ideas, analogías, clasificaciones y conceptos, así como nuevas posturas y actitudes. La sociedad del mañana deberá estar preparada para enfrentar estos cambios y no disculparse alegando que la llegada del futuro fue prematura.

Sólo me resta decir que yo soy el único responsable de cualquier error que haya podido deslizarse en estas páginas, pese a nuestros mejores esfuerzos por evitarlo.

DANIEL BEHAR

Introducción

Por fin conocimos al enemigo,
y resulta que somos nosotros.

WALT KELLY

En años recientes se ha escrito mucho acerca de la eutanasia, en un intento de aclarar los puntos más oscuros al respecto y, a la vez, ponderar diversas tendencias. Éstas abarcan desde las que reclaman un proyecto de ley fundamentado en la ética de la "calidad de vida", que justifique la terminación de ésta cuando dicha "calidad de vida" sea muy baja, es decir, "cuando la vida ya no sea vida", hasta aquellas que defienden el valor de la vida al poner énfasis en la calidad sagrada e intocable de la vida humana, por lo que no admiten bajo ningún concepto su terminación.

En este trabajo adoptamos una posición intermedia que no deja de reconocer la inviolabilidad de la vida, pero que en casos extremos justifica arriesgarla e incluso suprimirla cuando se trata de defender la integridad y la dignidad del individuo. Sin embargo a nuestra sociedad, contradictoria a más no poder, le parece "normal" mandar a los sanos a la guerra a una muerte segura y a los enfermos en fase terminal, que padecen un mal crónico e irreversible, sufren horrores y piden a gritos la muerte, negársela y obligarles a vivir, si es que eso es vivir, que más bien es sólo prolongar su agonía.

El propósito de este libro es que tú, querido lector, no olvides que es necesario comprender la vida del paciente en fase terminal poniéndonos en el lugar de alguien que padece indescriptiblemente, y no desde la comodidad del pensamiento razonable de la moral, o desde otras formas de pensar que impiden captar lo que tiene que soportar quien por desgracia se encuentra en esta situación.

Escucha lo que nos dice Ramón, un ser humano extraordinario que vivió durante treinta años tetrapléjico y a quien en enero de 1998, una mano amiga le ayudó a conseguir su libertad:

> Si hubiese sido un animal, habría recibido un trato acorde con los sentimientos humanos más nobles. Me habrían rematado porque les habría parecido inhumano dejarme en ese estado para el resto de la vida. ¡A veces es mala suerte ser un mono degenerado!

RAMÓN SAMPEDRO[1]

Ramón reclamaba humanidad para su situación y el amparo de la ley que le salvara de aquel dolor terrible y angustioso.

Ojalá que en un futuro no muy lejano promulguemos leyes que garanticen al enfermo que se encuentra en un proceso irreversible y desea una muerte digna, el cumplimiento de su voluntad manifiesta. Es nuestro profundo deseo que pronto terminemos con la obsesión de mantener la vida a toda costa, aun cuando irremediablemente, debido a sus circunstancias, el enfermo tendría el derecho a dejar de vivir.

Debe de ser terrible sentir que llega tu muerte y que te impidan morir, que te dejen aguardando en el infierno como a Ramón, conectado al dolor y al sufrimiento. Y ¿para qué? Quizá para que esperes una cura que no existe.

Todavía en este siglo que apenas empieza vemos con tristeza que la capacidad de "sufrir con los demás", de solidarizarse y sentir empatía por ellos, es sumamente escasa y se le detecta en contadas ocasiones, en el caso de familiares muy cercanos y rara vez en algunos amigos. Por lo que respecta al resto de la humanidad, no aparece; pareciera que este sentimiento es una "especie en vías de extinción", ya que no queremos saber del sufrimiento de nadie. ¿Y por qué? Desde luego, como erróneamente creemos, el fin es no alterar nuestra felicidad.

Pero yo te aseguro, apreciado lector, que en el fondo tenemos miedo al dolor y al sufrimiento, sobre todo cuando se trata de sufrir por otro. Entonces permitimos que se atrofie cada vez más nuestra ya maltrecha capacidad de solidarizarnos con nuestros hermanos en desgracia y preferimos no ver al mundo, encerrarnos en nosotros mismos y conformarnos con nuestra insensibilidad.

Esta falta de entendimiento del sufrimiento impide a nuestra sociedad lograr la comunicación armónica entre sus integrantes y genera la destrucción de la alegría de vivir.

¿A quiénes se dirige esta obra?

El paso del tiempo
va desgastando a los hombres,
hasta que el cuerpo no habla de otra cosa
sino de cansancio, dolor y sufrimiento.
SIDDHARTA GAUTAMA BUDA

La respuesta a esta interrogante es sencilla: dirijo este libro a todo tipo de lector: a aquel que tal vez en este momento enfrenta circunstancias similares a las descritas en este libro con algún familiar o amigo; a aquel que se interesa en estos temas y desea obtener información actualizada y completa al respecto; a los profesionales de la enfermería, la medicina, el trabajo social y otras disciplinas, a quienes la obra resultará de gran utilidad como fuente de información sobre un asunto tan delicado.

Referencia bibliográfica

1. R. Sampedro, *Cartas desde el infierno*, 2004.

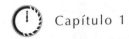

Capítulo 1

Eutanasia: definición y clasificación

La vida y la muerte se encuentran en la misma escala del ser;
mas, por encima de ambas, hay ciertos valores. Es la presencia
de la muerte lo que da sentido y aun contenido a la vida. Además, no
morimos, entonces, en un instante último, sino que la muerte
es un elemento continuamente formador de nuestra existencia.

GEORGE SIMMEL

Definición

La palabra eutanasia proviene de la raíz griega *eu*, que significa bueno, verdadero, y del vocablo *thanatos*, que quiere decir muerte. Aparentemente, en su sentido original significaba "muerte sin dolor, una muerte feliz, una muerte dulce y sin sufrimiento".

La acepción de "buena muerte" fue utilizada por primera vez por Francis Bacon a finales del siglo XVI, en un sentido que no dista mucho del significado actual, como veremos más adelante.

Según el *Oxford English Dictionary*: "Eutanasia es la acción de inducir una muerte suave y tranquila", definición que consideramos ambigua, vaga e imprecisa.

La definición proporcionada en el diccionario Webster es aceptable por ser un poco más completa y precisa: "Eutanasia es el acto de proporcionar una muerte sin dolor a las personas que sufren enfermedades incurables". En esta definición se sobreentiende que existe un motivo piadoso.

1

Tal piedad subyacente es más explícita en la definición de la Asociación Médica Americana: "Acabar intencionalmente por piedad la vida de otro ser humano".

Asimismo, en 1975, Marc Oraison dijo en París: "Eutanasia es matar a alguien para impedirle sufrir".

En una publicación del 5 de mayo de 1980, la Congregación de la Doctrina de la Fe,[1] ofreció otra definición en la que es más claro el motivo piadoso –erradicar el dolor y el sufrimiento– y se considera la eutanasia pasiva por omisión: "Por eutanasia se entiende una acción o una omisión que, por su naturaleza o en la intención, causa la muerte con el fin de eliminar el dolor".

El médico francés L. Dèrobert[2] afirma: "Eutanasia es la muerte dulce y sin sufrimiento que se da a los enfermos incurables, la evolución de cuya enfermedad es fatal y que son torturados por dolores físicos intolerables y persistentes que los medios terapéuticos no pueden atenuar".

Por su parte, el sociólogo español Gonzalo Higuera[3] definió la eutanasia como: "La práctica que procura la muerte o, mejor, abrevia una vida para evitar grandes dolores y molestias al paciente, a petición del mismo, de sus familiares o, sencillamente, por iniciativa de tercera persona que presencia, conoce e interviene en el caso concreto del moribundo".

La definición de Higuera ha sido aceptada por algunos de los más prominentes pensadores españoles, entre ellos, Marciano Vidal y Antonio Hortelano.

Siguiendo con las definiciones, llegamos a la más aceptada, la de la Asociación Médica Mundial: "Eutanasia es el acto deliberado, y contrario a la ética, de dar fin a la vida de un paciente, ya sea por su propio requerimiento o a petición de sus familiares".

Al analizar las definiciones anteriores, podemos destacar algunos elementos fundamentales: debe tratarse de un paciente en estado agónico, o sea, de un moribundo. De ser un paciente incurable que no esté a punto de morir, hablamos de eutanasia en un sentido amplio. Si se practica por compasión, la motivación debe ser evitarle sus terribles dolores y sufrimientos, sean éstos físicos o psíquicos graves. Pero la piedad o la compasión pueden acompañarse de otros motivos nobles y humanitarios, como la precaria situación económica de la familia del moribundo. De acuerdo con la mayoría de las definiciones, para que se aplique la eutanasia, es necesario que, de ser posible, el propio paciente o un tercero manifieste directamente su intención de abreviar su vida.

A partir de las diversas definiciones y sus elementos fundamentales, eutanasia significa: el acto de dar muerte sin dolor o sufrimiento a una persona que padece una enfermedad o condición incurable y dolorosa; es matar por compasión y se usa como sinónimo de muerte misericordiosa.

Puede consistir en retirar el tubo de alimentación, apagar el respirador artificial, la no acción, la no administración de reanimación cardiopulmonar, etcétera.

¿Homicidio?

Ningún moribundo pedirá una inyección letal
si lo cuidas con amor y le ayudas
a arreglar sus problemas pendientes.
ELISABETH KÜBLER-ROSS

Cabe también destacar que las definiciones más completas de eutanasia incluyen como elemento esencial que es un acto considerado como homicidio deliberado. Como veremos, en algunos pueblos primitivos se observó la costumbre de matar a los ancianos o a las personas muy enfermas, mientras que otros pueblos, por el contrario, elaboraron códigos que protegían a los ancianos.

Clasificación

> Luego, Sócrates, las ideas mismas son divisibles;
> puesto que las cosas, que participan de ellas,
> sólo participan de una parte de cada idea;
> y la idea no está toda entera en cada cosa, sino
> sólo una parte de la idea.
>
> PARMÉNIDES

Divisiones de la eutanasia

Por acción u omisión	Según la intención del agente	En relación con la voluntad del paciente	Terminología actual o nueva	Cuasi equivalencia
Activa o positiva	Directa	Voluntaria	Eutanasia	
Pasiva o negativa	Indirecta	Involuntaria o impuesta	Distanasia Adistanasia	Ortotanasia

Cuadro 1.1 Divisiones de la eutanasia.

Las primeras tres divisiones del cuadro 1.1 corresponden a las consideradas clásicas y las dos últimas, a la denominada terminología nueva o actual.

Las divisiones clásicas de la eutanasia se utilizan sobre todo en las áreas de la moral y la bioética, atienden al modo como se lleva a cabo. Así, tenemos la eutanasia activa, llamada también positiva, y la eutanasia pasiva o negativa. La siguiente división se hace tomando en cuenta la intención del agente y entonces tenemos la eutanasia directa y la indirecta. Por último, se divide de acuerdo con la voluntad del paciente, en eutanasia voluntaria y eutanasia involuntaria.

Eutanasia activa o positiva

La eutanasia activa o positiva es la que surge como resultado de una acción encaminada a procurar la muerte del paciente.

Una segunda definición es la de Bernhard Haring:[4] "La eutanasia activa o positiva es la institución planificada de una terapia encaminada a procurar la muerte antes de lo que sería esperado en otro contexto".

Una tercera definición de la eutanasia activa o positiva es la de Paul Sporken:[5] "La eutanasia activa o positiva consiste en la intervención en el proceso de morir que, según la definición de Binding,[6] implica la sustitución de una causa natural de muerte por una causa artificial de muerte o, en otras palabras, el poner fin a ciencia y conciencia de manera positiva a una vida humana".

Eutanasia pasiva o negativa

Hay dos formas de eutanasia pasiva o negativa. La primera consiste en abstenerse de proporcionar un tratamiento y la segunda, en la suspensión del tratamiento cuando se considera que, más que prolongar la vida, éste prolonga la agonía.

No iniciar o suspender el tratamiento no quiere decir de manera alguna que no se cuide al enfermo o que no se atiendan sus necesidades; de hecho, se continúa con la administración de drogas para el control del dolor y se hace todo lo humanamente posible para que tenga una muerte digna.

Eutanasia directa o indirecta

La eutanasia directa se define como: "La realización de un acto que deliberadamente provoca la muerte del paciente".

La eutanasia indirecta se define como: "La acción en que la muerte o la abreviación de la vida pueden resultar como efecto secundario no pretendido en sí".

La moral judeo-cristiana considera ilícita la eutanasia directa y lícita la eutanasia indirecta. Sporken dice al respecto: "Es perfectamente lícito utilizar medios que supriman o mitiguen el dolor, aunque éstos puedan, como efecto secundario, abreviar el proceso de morir".[7] El uso de analgésicos, aun en caso de que ello entrañe el riesgo de anticipar la muerte, no representa problema moral alguno, ya que es inherente al tratamiento. El riesgo se presenta con casi todos los medicamentos y, aunque no se pretenda dañar al enfermo, éste lo correrá.

Eutanasia voluntaria e involuntaria

La primera es la que se realiza a petición del paciente, o con su consentimiento.

La segunda es impuesta o se lleva a cabo sin tomar en cuenta la decisión del paciente.

Según la moral judeo-cristiana, la eutanasia voluntaria se asemeja al suicidio, pero los factores psicológicos implicados son atenuantes de tanta importancia que pueden eximir de responsabilidad.

Ahora bien, para esta moral, la eutanasia involuntaria o impuesta es reprobable, pues nadie, ni el Estado, tiene derecho de imponer su criterio a otro ser humano acerca de lo que es la felicidad o acerca del sentido de la vida, hasta el punto de justificar la privación de la misma. Vivir o morir es una decisión de la persona y nadie puede tomarla en nombre de otro. Además, en el caso de la eutanasia involuntaria o impuesta, se le impide al paciente "morir su propia muerte".

Terminología nueva o actual

> Pero, Parménides, quizá cada idea
> es sólo una concepción,
> que únicamente existe en el espíritu.
> De esta manera, cada idea será una,
> sin que resulte ningún absurdo.
>
> SÓCRATES

En la actualidad, tanto la deontología médica[8] como la moral judeo-cristiana reprueban la eutanasia activa o positiva y directa, sea voluntaria o involuntaria. En cambio, aprueban la eutanasia pasiva o negativa y la indirecta.

Estas distinciones no siempre son claras para los medios de comunicación y la mayoría de las personas se confunde. Por ello se ha creado una nueva terminología o nomenclatura, en la cual el término *eutanasia* queda circunscrito a la eutanasia activa o positiva y directa de la división considerada clásica.

Distanasia

Distanasia, palabra que se deriva de *dis*, que significa dificultad u obstáculo, y *thanatos*, que significa muerte, se refiere a la muerte dolorosa o mala muerte y a una agonía sumamente prolongada.

El término se acuña en oposición al de eutanasia e Higuera define esta clase de eutanasia como: "La práctica que tiende a alejar lo más posible la muerte, prolongando la vida de un enfermo, de un anciano o de un moribundo, ya inútiles, desahuciados, sin esperanza humana de recuperación, y utilizando para ello no sólo los medios ordinarios, sino los extraordinarios de los que no se espera ningún beneficio para el enfermo y sí son muy costosos en sí mismos o en relación con la situación económica del enfermo y de su familia".[9]

Los medios ordinarios y extraordinarios fueron cambiados por el Papa Juan Pablo II[10] a medios proporcionados y desproporcionados. Los primeros son todas aquellas técnicas y tratamientos que puedan brindar posibilidades de recuperación al paciente. Los segundos son las técnicas y tratamientos inútiles en los que se percibe la obstinación por alargar la agonía cuando ya es obvio que no existen posibilidades razonables de recuperación. Se procura alejar lo más posible el momento de la muerte del enfermo desahuciado o en fase terminal, lo que resulta en el encarnizamiento terapéutico o ensañamiento terapéutico.

Así como la moral judeo-cristiana rechaza la eutanasia, también rechaza los extremos de la distanasia. Si bien valora el sufrimiento, no defiende el masoquismo del "sufrimiento por el sufrimiento" y, aun con el riesgo de que surjan malentendidos, admite la legitimidad de la supresión y la mitigación del dolor. De igual manera, al rechazar el encarnizamiento terapéutico admite –aunque con otro nombre– lo que la división clásica denominaba eutanasia pasiva o negativa.

Adistanasia

Si se agrega la a privativa a distanasia, se forma la palabra *adistanasia*, que significa no poner obstáculos a la muerte y consiste en dejar de proporcionar al enfermo los medios que sólo ocasionarán el retraso de la muerte ya inminente. En otras palabras, esto quiere decir "dejarlo morir en paz". En la terminología clásica la adistanasia corresponde a la eutanasia pasiva o negativa. Precisamente cuando hablamos del deber que tienen los médicos de proteger la vida, no se refiere a la vida biológica como tal, sino la vida humana, esto es, la vida de relación.

Eutanasia pasiva es tomar una decisión tendiente a limitar o suspender las medidas extraordinarias para mantener artificialmente la vida de un paciente. Se aplica cuando el estado del enfermo no es susceptible de tratamiento y se permite que la muerte se produzca de forma natural, prescindiendo de intervenciones médicas y medidas "desproporcionadas" que sólo logren prolongarle la vida por algunas horas. Bajo esta denominación se incluyen la interrupción de tratamientos agresivos que, más que curar, constituyen un encarnizamiento terapéutico; la desconexión de aparatos que mantengan artificialmente la vida del enfermo; la suspensión de la alimentación por vía intravenosa, así como la renuncia a cualquier intento de reanimación cardíaca. Esta forma pasiva de eutanasia se produce también cuando la familia y el médico acuerdan no tratar una enfermedad agregada o secundaria que pueda provocar la muerte. Cuando un paciente se encuentra, por ejemplo, en la fase agónica de un padecimiento canceroso y contrae una pulmonía, se opta no tratar esta última para evitar prolongar su agonía y la pena de sus familiares.

Otro caso en el que se aplica la distanasia es cuando se ha comprobado la "muerte clínica" y no tiene sentido mantener sólo la vida inconsciente.

Ortotanasia

El tercero de los términos de la nomenclatura actual o nueva, proviene de la raíz griega *orthos*, que significa recto, justo, y *thanatos*, que quiere decir muerte. Fue utilizado por primera vez por el doctor Boskan, de Lieja, en Bélgica.

Higuera la define como sigue: "La ortotanasia es aquella postura que tiende a conocer y respetar el momento natural de la muerte de cada hombre y sus concretas circunstancias, sin querer adelantarlo para no incidir en la eutanasia reprobable, ni tampoco prolongar artificialmente cualquier tipo de vida con medios desproporcionados, para no caer en el extremo opuesto de una distanasia, también reprobable, aunque siempre dejando actuar e intervenir la relativa libertad de conducta que permite y exige la racionalidad humana, frente a una pasividad meramente animal".[11]

La definición anterior coloca a la ortotanasia entre los extremos de la eutanasia y la distanasia, casi sustituto o equivalente de la adistanasia.

La tendencia actual es aceptar más el término adistanasia que el de ortotanasia, ya que el primero es técnicamente más correcto, y utilizar el segundo para designar los "cuidados positivos" médicos, asistenciales y espirituales que se le proporcionen al paciente.

Referencias bibliográficas

1. En sus orígenes llamada Sagrada Congregación de la Romana y Universal Inquisición, fundada en 1542 por Pablo III, cuyo fin es promover y tutelar la doctrina de la fe y la moral en todo el mundo católico.
2. L. Dèrobert, *La eutanasia*, 1949.
3. Gonzalo Higuera, *El derecho a morir*, 1977.
4. Bernhard Haring, *Moral y medicina, ética médica y sus problemas actuales*, 1977.
5. Paul Sporken, *Ayudando a morir*, 1978.
6. En 1920, Karl Binding, doctor en jurisprudencia y filosofía, y Alfred Hoche, médico psiquiatra, publicaron la primera edición de su tristemente célebre folleto a favor de la eutanasia eliminadora y económica. En 1922 se publica la segunda edición de un fascículo, en la que apelan al concepto de "vida sin valor".
7. Estudio de los deberes de los médicos con respecto a sus enfermos, la colectividad y el Estado.
8. Juan Pablo II, encíclica *Evangelium Vitae*.
9. Gonzalo Higuera, *op. cit.*
10. Juan Pablo II, encíclica *Evangelium Vitae*.
11. Gonzalo Higuera, *op. cit.*

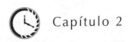 Capítulo 2

Antecedentes históricos

La historia es la maestra de la vida.

CICERÓN

En este capítulo haremos un recorrido histórico de las experiencias relacionadas con la eutanasia que ha vivido la humanidad, desde los pueblos primitivos hasta nuestros días.

El abandono de los ancianos era común entre los hotentotes, los lapones en Noruega y los habitantes de Nueva Caledonia; asimismo, en algunos grupos de esquimales, a petición de ellos mismos, ancianos y enfermos eran abandonados durante tres días en un iglú cerrado con el fin de que murieran.

Lo anterior contrasta con algunas sociedades primitivas que elaboraron códigos que protegían a los ancianos; cabe notar que éste fue el principio de una incipiente seguridad social.

La muerte por enfermedad o vejez era vista por las culturas primitivas de forma más realista que en el hipercivilizado siglo XXI. Se le trataba como una parte natural de la vida y provocársela a una persona muy enferma era un acto de respeto.

Por su parte, los griegos nunca abandonaban a los ancianos y estaban en contra de la práctica de atentar contra la propia vida. En palabras de Aristóteles: "La valentía no se demuestra matándose para escapar del amor, la pobreza o la angustia". El suicidio llegó a definirse como una ofensa al Estado. Cuando se consumaba uno se imponía un castigo; se cortaba la mano derecha al suicida y se le enterraba en un lugar alejado, su familia era deshonrada y sus descendientes perdían el derecho a ser ciudadanos.

Con el paso del tiempo, lejos de desaprobar el suicidio, el Estado griego lo consentía, fomentaba y respaldaba al grado de proporcionar cicuta –un veneno muy poderoso–, mediante la presentación de un permiso oficial, a quienes lo solicitaban de manera explícita para acabar con sus males y sufrimientos. Antes de que Sócrates pusiera fin a su vida con cicuta, demostró que la muerte era noble y deseable.

En Grecia el suicidio era una forma de eutanasia voluntaria; es un logro de esta civilización haberlo despojado de muchos de sus horrores y supersticiones primitivos, hasta considerarlo una práctica digna, ya que en algunas circunstancias era lo más razonable y humano que se podía hacer. No obstante, ello contrasta con el juramento hipocrático, vigente aún en la actualidad: "No daré ningún tipo de droga mortal, aunque se me pida, ni aconsejaré tal"…

En Roma el suicidio se penalizaba sólo cuando era irracional. En tanto que se despreciaba a quien lo cometía sin causa aparente, se consideraba que el enfermo en fase terminal tenía motivos suficientes para llevarlo a cabo. Vivir noblemente significaba morir noblemente y bajo el principado, a los aristócratas les era permitido suicidarse en lugar de ser ejecutados; el suicidio constituía una forma aceptable de morir para escapar del deshonor de caer en manos enemigas.

En el judaísmo, recordemos al rey Saúl (1Cr, 10:4): "Entonces dijo Saúl a su escudero: Saca tu espada y traspásame con ella, no sea que vengan estos incircuncisos y hagan escarnio de mí; pero su escudero no quiso, porque tenía mucho miedo. Entonces Saúl tomó la espada, y se echó sobre ella". Saúl vivió cerca del año 1000 a. C. y fue el primero en ser ungido rey de la primera dinastía judía. Este hecho, muy anterior al principado en Roma, refuerza el concepto de muerte digna.

Más tarde, con la progresiva influencia del cristianismo, el suicidio se consideró un "autoasesinato" y se condenó al grado de que cualquiera que lo cometiera no recibía cristiana sepultura. Se legisló para confiscar los bienes del suicida, cuyo cuerpo se empalaba y abandonaba en las calles.

Así las cosas, era impensable recibir alivio compasivo, aunque el sufrimiento fuera terrible, ya que el suicidio es contrario al sexto mandamiento: "No matarás", y el suicida usurpa las funciones de la Iglesia y del Estado. En 533, en el Concilio de Orleáns, se prohibió la celebración de funerales al suicida por haber cometido un acto criminal y en 693, en el Concilio de Toledo se anunció que el suicida sería excomulgado. De acuerdo con la Iglesia y el Estado en esa época, atentar contra la propia vida bajo cualquier circunstancia estaba prohibido.

Ahora bien, en el siglo XIII santo Tomás de Aquino sostuvo que el suicidio no sólo es pecado porque viola el sexto mandamiento, sino que es el más peligroso de los pecados, ya que no deja tiempo para el arrepentimiento.

En el siglo XIV, con el renacimiento de las artes y las letras en Europa y la reafirmación de los valores griegos y romanos, el concepto de un suicidio eutanásico volvió a considerarse como un ideal. La Iglesia católica y la protestante aún condenaban el suicidio, pero la opinión culta cambió.

En este período de intenso estudio y descubrimientos científicos los ciudadanos más cultos ya no contemplaban al suicidio eutanásico como un pecado inexpiable.

¿Cuestión de justicia?

La muerte voluntaria es la más justa.

MONTAIGNE

En su obra *Utopía*, Tomás Moro describe una sociedad ideal en la que se oficializa la eutanasia voluntaria.

Un siglo más tarde, Francis Bacon insistía en que los médicos ayudaran a morir a sus pacientes para poner fin a la vida de forma justa y apacible. En el Renacimiento, descubrimientos de nuevos métodos para tratar las enfermedades empezaron a prolongar la vida de algunos pacientes y esos esfuerzos eran causa frecuente de sufrimientos que disminuían la calidad de vida o el valor de la vida. Bacon reconoció este dilema y solicitó de la tecnología de aquella época una "liberación piadosa".

En Francia, a finales del siglo XVIII, el médico francés Paradys,[1] en razón de su responsabilidad hacia el paciente incurable y en fase terminal, recomendaba una "muerte fácil". Afirmaba que el progreso de la medicina era una hoja de doble filo que algunas veces hacía del paciente una víctima.

Transcurrió casi un siglo y no fue sino hasta 1870 cuando el gobierno francés prohibió la discriminación contra los suicidas en cuestión de entierros, e insistió para que se les rindieran los honores correspondientes, tanto en funerales civiles como en los religiosos.

A principios del siglo XIX, Karl Marx, en su tesis oral llamada "Eutanasia médica", critica a los médicos que tratan "enfermedades en lugar de enfermos" y abandonan al paciente cuando no tienen la cura. Dice Marx: "No se espera de los médicos que dispongan de remedios contra la muerte, sino que tengan el saber necesario para aliviar los sufrimientos, y que sepan aplicarlo cuando ya no haya esperanza".

Posteriormente, el filósofo alemán Arthur Schopenhauer recalcó: "el derecho irrebatible del hombre a disponer de su propia vida y persona. Cuando el terror de vivir es más espantoso que el de morir, es normal que el hombre ponga fin a su vida".[2] Unos años más tarde, Federico Nietzsche habló de la idea del suicidio como el "Gran consuelo... para poner fin a más de una mala noche".[3]

En 1931, el doctor Charles K. Millard, jefe de sanidad de la ciudad de Leicester, Inglaterra, pronunció un discurso ante los funcionarios de sanidad a favor de la legalización de la eutanasia; en él citó varias veces pasajes de la *Utopía* de Tomás Moro y resaltó la angustia que viven las personas que mueren lentamente, padeciendo pavorosos dolores y terribles sufrimientos.

Millard propuso una ley provisional denominada "Proyecto de legalización de la eutanasia voluntaria", misma que se rechazó en 1936 y no volvió a presentarse sino hasta 1950. Millard declaró: "Creo que en ciertos casos, la sustitución de una muerte lenta y dolorosa por una muerte rápida y sin sufrimientos, sería considerada como una de las más grandes reformas de nuestra era".[4]

En 1938 fue fundada en Estados Unidos la Asociación pro Eutanasia de América, según el modelo inglés, y, al igual que el proyecto de ley británico, el suyo se refería a enfermos adultos en fase terminal.

No obstante los esfuerzos de estas asociaciones, una estadounidense y otra británica, para legalizar la eutanasia voluntaria, hasta la fecha no lo han logrado.

Algunos casos

> *Hay una gran diferencia entre un hombre*
> *que prolonga su vida o su muerte.*
> *Si el cuerpo ya no sirve para nada,*
> *¿por qué no debería liberarse al alma atormentada?*
> *Quizá sería mejor hacerlo un poco antes,*
> *ya que cuando llegue*
> *ese momento es posible que no se pueda actuar.*
>
> SÉNECA

En esta breve reseña histórica es preciso recordar algunos casos que conmovieron la opinión pública mundial.

El primero sucedió en 1971, cuando los padres de Ana Karen Quinan, joven que entró en coma tras ingerir una dosis masiva de barbitúricos y permaneció así varios años, ganaron a través de un juicio la autorización para aplicar la eutanasia.

Otros casos muy sonados en los medios de información fueron las veintinueve muertes por sobredosis de insulina en una residencia para ancianos de la ciudad holandesa de La Haya, así como el juicio a las enfermeras de un hospital austríaco de Lamz por la muerte "asistida" de cuarenta ancianos.

En Portland, Oregon, Estados Unidos, vivía Janet Adkins, que era una mujer activa, esposa, madre y abuela, maestra de música, alpinista y amante de las actividades al aire libre. Después de sufrir un gradual y sutil deterioro de la memoria, le fue revelado por su médico el diagnóstico de que padecía el mal de Alzheimer. Tras meditar sobre su futura calidad de vida, decidió buscar la ayuda del doctor Jack Kevorkian, conocido como el "Doctor Muerte".

Kevorkian ha sido solicitado para ayudar a las personas que se lo piden a quitarse la vida, a suicidarse. En su libro, *Prescription Medicide: The Goodness of Planned Death* (Medicidio: la bondad de la muerte planificada), explica sus puntos de vista sobre la eutanasia activa voluntaria y describe su invento, la máquina de suicidio patentada, que denomina "The Mercitron". Kevorkian inventó este dispositivo para conseguir un suicidio indoloro mediante la inyección de sustancias letales. Todo el proceso es acompañado y supervisado por el médico, que practica una punción en la vena del enfermo para gotear una solución salina. El paciente acciona por sí mismo el Mercitron y lo activa para que se le administren los demás medicamentos: tiopental, que causa un coma profundo en treinta segundos aproximadamente, y cloruro de potasio, que paraliza el músculo cardíaco en unos minutos. La muerte se produce por paro cardíaco, sin dolor, durante un sueño profundo.

Los esposos Adkins se reunieron para cenar con el doctor Jack Kevorkian y luego subieron a su camioneta, donde los esperaba el Mercitron. Kevorkian colocó un tubo intravenoso en el brazo de Janet por donde empezó a gotear la solución salina, hasta que ella activó el interruptor con el borde exterior de su mano. Al cabo de diez segundos, sus párpados comenzaron a cerrarse y quedó inconsciente y después de unos seis minutos falleció. Desde entonces –1990–, Kevorkian ha ayudado a docenas de personas a hacer lo mismo.

El médico en cuestión defiende una práctica que considera legítima. No lo frenan la opinión de sus colegas médicos, ni las amenazas de la justicia. Convencido, apoya a los desamparados que desean dejar de sufrir física y moralmente los efectos de enfermedades incurables.

En su libro *Eutanasia. La buena muerte*, Jack Kevorkian habla de su trayectoria como médico patólogo hasta convertirse en investigador. Asegura que no es la primera vez que se siente solo y blanco de ataques, al luchar por lo que considera justo. Durante muchos años, intentó hacer menos inhumana la muerte de los condenados a la pena capital vinculando dos realidades. Por un lado, la escasez de órganos sanos que, al trasplantarse, salven vidas. Por el otro, el testimonio recogido por el médico en los "corredores de la muerte" al entrevistar a los sentenciados a la pena capital: estaban de acuerdo en donar sus órganos y así dar algún sentido a su muerte.

Kevorkian luchó sin descanso durante años, pero jamás consiguió que los órganos que donaban los sentenciados se utilizaran. Si hubiera contado con el apoyo de sus colegas, que no se lo brindaron por temor a que éste se interpretara como respaldo a una práctica condenable, la pena de muerte, lo habría logrado.

Los médicos que no lo apoyaron ignoraban que sólo se trataba de aliviar un poco un acto terrible. Para Kevorkian, el asunto no es si debe o no persistir esa acción como castigo, sino que, en tanto exista la pena capital, debe considerarse la posibilidad de hacerla menos cruel. El médico afirma que en nuestra sociedad muchas personas tienen una baja calidad de muerte: mueren solas y sometidas a dolores terribles. Considera que la medicina no cumple con su compromiso de atender al enfermo hasta las últimas consecuencias. Kevorkian ha conseguido mucho en la lucha que emprendió hace unos años tendiente a legitimar el derecho a una muerte digna y sin dolor.

Como Kevorkian en Estados Unidos, en Alemania el doctor Julios Hackethal adquirió notoriedad por practicar el suicidio asistido.

Las circunstancias de ambos médicos son bastante diferentes, pero en muchos puntos sus situaciones se asemejan.

Julios Hackethal está comprometido con una práctica denominada suicidio asistido, que considera válida a pesar de los cuestionamientos de sus colegas y la opinión pública. Lleva su posición hasta las últimas consecuencias y mantiene el compromiso de acompañar a los enfermos que sufren por una enfermedad incurable.

El doctor Hackethal reconoce que la eutanasia evoca la práctica criminal que tuvo lugar en el nazismo. Pero recuerda la gran diferencia entre aquel horror y la práctica que él defiende: entonces se mataban minusválidos –o los que los nazis consideraban como tales– contra su voluntad. En cambio, la eutanasia y el suicidio asistido pueden ser una solución si los solicita un individuo para terminar una vida denigrada por la enfermedad.

Más adelante veremos los intentos de establecer la práctica de la eutanasia en Alemania.

La frase en boga en 1920, derivada del título del libro *La destrucción de la vida carente de valor*, de Hoche y Binding, proporcionó a los nazis la excusa primordial para asesinar en forma brutal e insensata a miles de alemanes disminuidos en los aspectos físico y mental.

Denominar erróneamente eutanasia a esta práctica afectó para siempre el significado de "buena muerte", como los griegos la entendieron.

El crimen más horrendo o la eutanasia nazi: lo que no es la eutanasia

*El único problema de la humanidad
es la carencia de amor.*

AURISTRES

Como ya señalamos, mientras los movimientos a favor de la eutanasia voluntaria en la Gran Bretaña y en Estados Unidos fracasaban, en Alemania Hitler daba facultades a sus médicos para dar *la gracia de la muerte* a los enfermos que consideraran incurables, después de someterlos a una valoración crítica que dictaminara que, en efecto, eran vidas carentes de valor. Para ello se basaban en lo expuesto en el libro de Hoche y Binding, publicado en 1920, en el que se ponían de manifiesto las ventajas económicas que aportaría la destrucción de los pacientes cuya vida determinaran que carecía de valor.

En octubre de 1939 Hitler giró órdenes en relación con la eutanasia, pero se les puso como fecha el 1º de septiembre de 1939, para que se acataran en relación con la guerra, que justo estallara ese fatídico 1º de septiembre. Más de setenta y cinco mil hombres, mujeres y niños fueron asesinados bajo el rubro de eutanasia o muerte misericordiosa. Al principio se asesinó a los retrasados mentales graves y los claramente deformes; luego se incluyó aun a niños con orejas levemente deformadas o que se orinaban en la cama y eran *difíciles de entrenar.*

Miles y miles fueron exterminados y el número de personas a las que se adjudicaba la etiqueta de vida sin valor creció de manera exponencial. Después de decidirse que sus vidas no tenían valor, pasaban a ser candidatos a una buena muerte o una muerte misericordiosa. Pero "el crimen más horrendo", sin lugar a dudas, fue el Holocausto, en el que Alemania y la tiranía nazi exterminaron a un monstruoso número de judíos, gitanos, polacos y rusos.

Nos preguntamos cómo una nación tan culta y educada, cuna de grandes hombres, permitió tan grande tragedia; cómo una nación respetuosa del derecho toleró tales atrocidades. Por eso es válido preguntarnos, en relación con el tema que nos ocupa: "Si hoy legalizáramos la eutanasia voluntaria, ¿mañana la convertiríamos en obligatoria?"

Hay todo tipo de respuestas a estos cuestionamientos.

El abogado Morris Ploscowe nos contesta la pregunta anterior al referirse a los abusos de los nazis. Dice que: "Una ley semejante podría extenderse con demasiada facilidad a otros grupos o razas indeseables"[5] y, por consiguiente, la ley debe mantenerse cautelosa en estos asuntos.

El doctor Phillips Frohman sostiene: "Es posible aliviar casi todos los dolores; el objetivo principal del médico consiste en preservar la vida y hay que admitir que existen curas milagrosas; por lo tanto, cualquier decisión que se tome en un momento de fuerte emotividad o de fuertes dolores carece de fundamento".[6]

Las respuestas que presentamos a la pregunta acerca de la legalización de la eutanasia voluntaria se dieron en la década de 1950 y durante todo ese tiempo, en Estados Unidos los tribunales siguieron juzgando, de forma inconsecuente, los casos de eutanasia activa como homicidios piadosos. Las acusaciones iban desde homicidio involuntario hasta asesinato y los veredictos oscilaban entre culpabilidad y absolución por enajenación mental pasajera o libertad condicional.

¿Puede volver a ocurrir?

*El problema más grande del mundo
se hubiera podido solucionar
cuando todavía era pequeño.*

WITTER BYNNER

La experiencia nazi no debe compararse con las campañas actuales para legalizar la eutanasia y de ninguna manera debe considerarse como un obstáculo para que los enfermos en fase terminal obtengan la ayuda que suplican. Puesto que no se puede comparar, es preciso plantearnos la siguiente pregunta: "¿Debemos descartar la eutanasia fundamentada en la voluntad y la razón, debido al monstruoso crimen perpetrado contra toda la humanidad?" Es válido cuestionarse: "¿Podría éste volver a ocurrir?"

Una cosa queda clara: el término *eutanasia* usado por los nazis no equivale al que se emplea en la actualidad.

La eutanasia en Holanda

*Hay cosas buenas aun en lo malo;
sólo observando se puede distinguir.*

WILLIAM SHAKESPEARE

El martes 28 de noviembre de 2000 el parlamento holandés votó a favor de legalizar la eutanasia activa voluntaria. La aprobación del proyecto, apoyado por el gobierno, convierte a Holanda en el primer país en legalizar la muerte piadosa.

Si bien la eutanasia se había tolerado durante muchos años en Holanda, seguía siendo ilegal, por lo que un médico que administrara una droga letal podría ser enjuiciado.

La ley aprobada despenaliza la eutanasia activa en algunos casos límite de enfermedades incurables, inrreversibles y dolorosas, incluidas las consideradas de más gravedad de demencia senil. Esto sujeto a la petición del propio paciente, la autorización de dos médicos y la revisión de una comisión de expertos.

En Holanda un paciente moribundo puede solicitar una inyección letal a su médico de cabecera o al que lo haya atendido por lo menos durante cinco años, y si éste, después de realizar un análisis profundo y concienzudo del caso, decide aplicar la inyección solicitada para acabar con la vida del paciente, puede hacerlo sin ser castigado por ello.

Conforme con la nueva ley es posible poner fin a la vida de un paciente bajo ciertos criterios estrictos:

- El paciente debe sufrir un dolor intolerable y constante.
- Él o ella deben haber pedido en repetidas ocasiones que se les deje morir.
- Debe buscarse una segunda opinión médica.
- La terminación de la vida debe llevarse a cabo en una forma médica apropiada.

En Holanda quienes más practican la eutanasia activa son los médicos generales, debido a que son quienes pasan mayor tiempo con los enfermos. Desde 1973 los holandeses se han ocupado del aspecto jurídico para que los médicos cumplan una serie de normas y evitar así que sean penalizados por la ley.

En el artículo 293 del Código Penal holandés se dice: "Es un crimen ayudar al suicidio o poner fin a la vida de una persona", pero ese obstáculo se ha salvado al añadir, de manera gradual, cláusulas exculpatorias únicamente para la profesión médica.

Los holandeses mantuvieron por varias décadas ideas firmes acerca de la eutanasia, en especial durante la Segunda Guerra Mundial, cuando el país fue invadido por los nazis. Los alemanes querían continuar con el exterminio y la esterilización de los disminuidos mentales y los judíos en Francia y los Países Bajos ya ocupados. Sin embargo, se dieron cuenta de que la tarea era muy difícil, pues los médicos de dichas naciones no habían sido sometidos al mismo lavado de cerebro que sus colegas alemanes; de ahí la alta probabilidad de que desacatarían las órdenes de matar y cometer los demás crímenes de eugenesia racial.

El 19 de diciembre de 1941, Arthur Seyss-Inguart, comandante de las fuerzas del Tercer Reich en la Holanda ocupada, dictó una orden orientada a suavizar la situación:

> El médico tiene el deber, por medio de consejos y esfuerzos honestos, de asistir y ayudar a la persona que le sea confiada para cuidarla, y para mejorar y restablecer su vitalidad, su rendimiento físico y su salud.[7]

Pese a la apariencia inofensiva del comunicado, los médicos lo interpretaron como el primer paso para ayudar a los nazis en sus atroces crímenes y, por unanimidad, decidieron no cambiar sus principios éticos por nadie. Por consiguiente, se negaron a cumplir la orden.

El comandante nazi los amenazó con cancelarles la licencia. Entonces, cientos de médicos le enviaron sus licencias, borraron el nombre de sus placas, dejaron de firmar certificados de nacimientos y defunciones, y continuaron asistiendo a los enfermos. Seyss-Ynguart arrestó a cien de ellos y los envió a campos de concentración; pero ni siquiera eso persuadió a los profesionales, que continuaron oponiéndose a colaborar con los nazis durante los cuatro años siguientes. En Holanda nunca se practicó la esterilización no terapéutica ni la eutanasia involuntaria.

La actitud que asumieron los holandeses en relación con la eutanasia se mantuvo constante y treinta años después, en 1973, se efectuó un juicio por homicidio piadoso, a partir del cual se aceptó que los médicos practicaran la eutanasia voluntaria en los casos de enfermos terminales.

En octubre de 1971, la doctora Geertruida Postma inyectó a su madre doscientos miligramos de morfina por vía intravenosa. La paciente estaba internada en una clínica geriátrica a causa de una hemorragia cerebral, parcialmente paralizada, sorda, con pulmonía y problemas para hablar. Posteriormente la doctora Postma declaró:

> Me repetía una y otra vez: "Quiero dejar esta vida. Por favor, ayúdame". Había intentado suicidarse sin éxito.[8]

Un día Geertruida visitó a su madre y la encontró en una silla de ruedas con los brazos atados. No pudo resistir verla como un desecho humano clavado a su silla. El día siguiente le inyectó la dosis letal, y acto seguido le solicitó al director de la clínica que extendiera el certificado de defunción. Éste se negó y llamó a la policía. La doctora fue acusada de homicidio piadoso, lo que podía suponerle una pena de hasta doce años de prisión.

En el juicio se le preguntó a Postma si el sufrimiento de su madre era o no insoportable y ella, con inocencia, contestó: "No, no era insoportable. Tenía muchos dolores, pero el sufrimiento psíquico sí llegó a ser insoportable... Ahora, después de todos estos meses, me doy cuenta de que debí hacerlo mucho antes".[9]

La doctora Postma fue declarada culpable y sentenciada a una semana de suspensión laboral y un año de libertad condicional. Cuando terminó el juicio y salió de la sala, algunos de sus compañeros le ofrecieron una flor en señal de solidaridad. Un grupo de médicos envió una carta abierta al ministro de Justicia, en la que manifestaban haber cometido el mismo delito por lo menos una vez.

También durante el juicio, los vecinos del pueblo donde vivía la doctora Postma fundaron la Asociación pro Eutanasia Voluntaria, que en pocos años se convirtió en la más importante del mundo en su tipo. Al mismo tiempo, la abogada Adrianne Van Hill y un grupo de académicos crearon en La Haya la Fundación pro Eutanasia Voluntaria, con el fin de estudiar la cuestión en profundidad.

En 1979 ya operaban tres grupos pro eutanasia en un país de sólo quince millones de habitantes entonces.

Así como los holandeses se enfrentaron clara y resueltamente a los abusos de los nazis, tampoco temieron abordar el tema de la eutanasia. En 1985, la Asociación pro Eutanasia Voluntaria estimó que se practicaban alrededor de dos mil eutanasias por inyección letal al año. Ese año, la asociación más antigua contaba ya con veinticinco mil socios. La asociación prosperó sobre todo gracias a un número considerable de partidarios poderosos, que ayudaron a la gente a abordar con determinación el dilema. Mientras tanto, y hasta casi finales de los años 1980, las autoridades judiciales de Estados Unidos, Gran Bretaña y Australia continuaron condenando la práctica y veían con disgusto la aceptación de la misma por parte del público.

En 1975 el gobierno holandés permitió que la citada asociación estableciera un servicio asistencial para sus miembros formado por voluntarios, el cual tiene dos objetivos:

- Ayudar a los socios que, aunque no contemplen la eutanasia en un futuro próximo, quieren reflexionar y obtener información sobre el tema (con frecuencia las ideas preconcebidas dificultan el intercambio de opiniones). Una buena parte de ellos son ancianos y a menudo están solos.

- Ayudar a los socios que desean la eutanasia a causa de sufrimientos físicos o psíquicos, producidos por enfermedades incurables o por debilidad, ya sea con carácter urgente o en caso de deterioro progresivo.

El socio que desea ayuda llama a uno de los números telefónicos proporcionados en el boletín oficial de la asociación y el voluntario más próximo lo visita. Está estrictamente prohibido facilitar píldoras letales o cualquier tipo de ayuda física para que el socio muera. Como muchas peticiones han sido rechazadas por los médicos, o bien el enfermo teme mencionarle el tema, el voluntario actúa como mediador entre paciente y profesional. La asociación entrega la "Declaración de Eutanasia" o el "Testamento de Vida" para que se firme, así como instrucciones para los médicos. Además, en un comunicado de la asociación se indica el modo de conseguir acelerar la muerte.

En ocasiones, el paciente que muere lentamente manifiesta su intención de aplicarse a sí mismo la eutanasia activa, con la ayuda de una sobredosis de barbitúricos. Tras comprobar que, en efecto, su estado es irreversible, se le proporciona la información –literatura científica– necesaria para que pueda llevar a cabo su deseo.

La idea holandesa de facilitar esta literatura a los moribundos que desean practicar la autoeutanasia, se publicó años más tarde en el boletín de la asociación bajo el título

"La eutanasia justificada: un manual para la profesión médica". Al mismo tiempo, la EXIT[10] de Londres publicó "La guía de la autoliberación" y la Hemlock[11] "Déjame morir antes de despertar". La controversia, que al principio fue terrible, muy pronto cedió, por lo menos en Holanda y en Estados Unidos, a medida que estas publicaciones tuvieron mayor aceptación.

La experiencia del servicio asistencial resultó muy útil para la asociación holandesa y sus usuarios. Con el fin de aliviar la tensión y la preocupación del solicitante, era imprescindible establecer contacto con él de inmediato; una vez al corriente de las alternativas, quedaba tiempo suficiente para tomar decisiones con tranquilidad. Los voluntarios se especializaron en tratar la angustia, la tristeza y la rabia de los solicitantes, antes de discutir con frialdad los pormenores de la eutanasia.

En 1980 la asociación publicó un folleto titulado *La eutanasia justificada*, en el que se informaba a los médicos sobre los medicamentos más apropiados para la eutanasia y la forma de utilizarlos. El folleto se envió a diecinueve mil médicos y dos mil cien farmacéticos, y más de diez mil personas lo compraron. Hacia 1985, los voluntarios visitaban a más de mil personas cada año.

Su actividad dependía de la discreción de los tres grupos y la tolerancia de la autoridad judicial. En 1981, el ministro de Justicia consideró la posibilidad de acusar a Klazien Sybrandy por informar a una pareja dónde podían adquirir medicamentos en Francia. Haciendo uso de esa información, la pareja se quitó la vida. Sybrandy fue la asistente que estuvo más cerca de ser procesada.

El Código Penal holandés establece que cualquiera que mate a una persona a petición explícita y sincera de la misma, puede ser condenado a una pena máxima de doce años de prisión. Pero, ¿acaso era un crimen facilitar información? A. G. Bosch, jefe de la oficina del Ministerio de Justicia, anunció en enero de 1981 que, según su parecer, ése no era el caso, ya que no podía probarse que la señora Sybrandy les hubiera animado a cometer suicidio. No les ayudó en el acto, ni les proporcionó los medios para hacerlo. Por el contrario, perdió bastante tiempo intentando disuadirlos. Lo único que podía demostrarse es que les facilitó información general, y el Código Penal requería algo más que ese simple hecho.

El reportaje de un periódico antagonista parece haber sido la causa del inicio de la investigación de la señora Sybrandy. Es evidente que el Ministerio de Justicia quería evitar el juicio, pues sabía que en otras ocasiones Sybrandy había ido mucho más lejos en su ayuda a moribundos y no lo ocultaba. Sybrandy escribió una carta a un amigo en la que decía:

> Ni siquiera conocía a esa gente. Le dije al inspector que proporcioné a seis personas los medios necesarios, y que todas ellas murieron. Los seis eran enfermos en fase terminal.[12]

Este incidente preocupó a los otros dos grupos proeutanasia, ya que no estaban de acuerdo en que la gente tomara la justicia en sus manos.

En 1973, el juez que presidió el proceso de la doctora Postma rechazó la defensa de la eutanasia y aplicó la ley de acuerdo con el Código Penal, pero le fue muy difícil establecer los requisitos ante los cuales tal práctica podía despenalizarse.

Eugene Sutorius, consejero jurídico de la Asociación pro Eutanasia Voluntaria, explicó los cambios:

Estos intentos de los juristas por establecer un criterio para la profesión médica constituyeron las bases de la normativa en 1981, 1983 y 1984. Los tribunales en cuestión, con la única excepción del tribunal Alkmaar –que finalmente recurrió al tribunal supremo–, condenaron a todas las personas que habían prestado ayuda humanitaria, pero al mismo tiempo establecieron las condiciones bajo las cuales estas mismas personas hubieran sido absueltas. Teniendo en cuenta nuestro sistema, sin duda la actuación de estos tribunales resulta poco corriente, pero loable.[13]

El sistema jurídico holandés se basa en el derecho romano, está orientado principalmente hacia el derecho civil. No existe el jurado, la justicia es administrada por el juez de profesión –cargo vitalicio designado por los reyes– y su independencia está garantizada por la Constitución. Los jueces gozan de un prestigio social considerable y su imparcialidad e independencia en el uso de la autoridad han hecho que sean muy respetados. Como no tienen que enfrentarse a campañas electorales, pueden permitirse muchas resoluciones impopulares.

Los procedimientos legales en Holanda no se rigen por el derecho consuetudinario y tanto la corona como el parlamento dictan sus propias leyes, las cuales casi no dejan margen a la interpretación. La flexibilidad prevaleciente en el sistema proviene del ministerio fiscal, que se ocupa de todos los delitos de orden penal.

Dicho ministerio goza de libertad discrecional y autonomía para casos que se consideran del orden penal. Si el fiscal determina que resolverlos por otros medios beneficia al interés público, se resuelven así. De hecho, casi ochenta por ciento de los casos es desestimado.

El juez holandés Anka Sutorius opina con respecto a la eutanasia:

El interés por problemas sociales tan delicados como la eutanasia se demuestra cuando el ministerio fiscal, previo estudio de las sentencias emitidas por los juzgados de primera instancia, donde sobre la base de un extracto coordinado, todos los casos de eutanasia se remiten a la más alta magistratura, y en casos especiales incluso al Ministerio de Justicia. Todos juntos decidieron que el Ministerio Fiscal no debía volver a oponerse a las condiciones de impunidad previstas por los juzgados de primera instancia en la administración de justicia.[14]

En 1981 un tribunal de Rotterdam estableció diez requisitos para no penar la ayuda a los moribundos:

1. En caso de sufrimientos físicos y psíquicos insoportables para el paciente.
2. El sufrimiento y el deseo de morir deben ser constantes (es decir, no pasajeros).
3. La decisión de morir debe corresponder a la decisión voluntaria de un paciente bien informado.
4. La persona en cuestión debe tener un concepto claro y preciso de su condición, así como de otras posibilidades (es decir, debe conocer los resultados de los diferentes tratamientos, o de la ausencia de los mismos), y debe ser capaz de evaluar estas alternativas.
5. Cuando no exista otra solución razonable (aceptada por el paciente) para mejorar su situación.
6. El momento y la forma de morir no deberán causar perjuicio innecesario a terceros (si es posible, el pariente más próximo deberá ser informado de antemano).
7. La decisión de ayudar a morir no debe recaer en una sola persona. Es obligatorio consultar con otro pro-

fesional (médico, psicólogo o asistente social, de acuerdo con las circunstancias del caso).

8. En la decisión debe intervenir un médico para recetar los medicamentos adecuados.

9. La decisión y la ayuda deben llevarse a cabo con las máximas precauciones.

10. No es necesario que el enfermo esté muriendo para recibir ayuda. Los parapléjicos pueden solicitar y obtener ayuda para morir. (El punto 10 corresponde a una decisión anterior de un tribunal, que ha sido adoptada por la Asociación Médica Holandesa.)

Un caso como ejemplo

Una mujer de noventa y cinco años de edad consultó a su médico durante un lustro acerca de la eutanasia. Debido a una fractura de cadera, la anciana tenía que permanecer en cama, dependiente de un catéter y del personal de un hospital. Habiendo firmado cinco años atrás una declaración de eutanasia o testamento de vida, al sentir que ya no valía la pena vivir, volvió a hablar con su médico de la eutanasia activa voluntaria.

El día que ya no pudo ingerir alimentos sólidos ni líquidos, además de sufrir dificultades para hablar, convenció a su hijo de que la ayudaran a morir. Ella, su hijo, el médico que la atendía y un colega suyo llegaron a un acuerdo. La enferma hizo los arreglos para su incineración y envió cartas diciendo adiós a sus amigos. Después de una despedida en privado con su hijo y su nuera, se le aplicaron tres inyecciones: la primera con barbitúricos para dormirla; la segunda, ocho minutos después, con más barbitúricos para provocar el estado de coma; y cinco minutos más tarde, la tercera con curare, que le provocó el paro respiratorio definitivo.

El médico que administró las inyecciones escribió en el certificado de defunción que la muerte no se produjo por "causas naturales", y de inmediato informó a la policía. En el proceso celebrado en Alkmaar, fue absuelto por considerar que su conducta no era indeseable y había actuado en forma consciente. El colega que intervino también en la decisión no fue procesado, ya que no participó en la aplicación de las drogas.

El caso anterior fue el primero en el que un juzgado de primera instancia absolvía a un médico, pero el Ministerio Fiscal decidió apelar. El Tribunal de Apelación de Amsterdam lo declaró culpable al considerar que la opinión pública no estaba preparada para aceptar un criterio sobre la eutanasia que se opusiera abiertamente al Código Penal.

La Asociación pro Eutanasia Voluntaria ayudó al médico a llevar el caso ante el Tribunal Supremo. Mientras los jueces deliberaban al respecto, la Real Sociedad Médica Holandesa publicó, en agosto de 1984, un informe sobre su punto de vista con respecto a la eutanasia, que llamó la atención de los juristas.

En 1973 la Real Sociedad Médica Holandesa se había declarado firmemente en contra de cualquier tipo de ayuda para morir. Ahora, once años después, se proponía establecer "Consejos Asesores Regionales", en los que los profesionales de la medicina pudieran conseguir información sobre la normativa legal. Señaló que el médico no estaba obligado a practicar la eutanasia, pero sí tenía el deber de ayudar al paciente a encontrar un colega que lo hiciera.

En noviembre de 1984, el Tribunal Supremo remitió de nuevo el caso al Tribunal de Apelación de Amsterdam para que lo reconsiderara. A su parecer, hubo negligencia por parte del Tribunal de Apelación al averiguar si el médico que ayudó a la paciente de noventa y cinco años de edad disponía de alternativas, desde el punto de vista ético y del reglamento médico.

Por fin, el Tribunal Supremo indicó al juzgado de primera instancia los puntos siguientes para ser tomados en cuenta.

1. ¿Podía preverse la degradación progresiva de la paciente de noventa y cinco años, así como la desintegración de su personalidad? ¿Existía la posibilidad de que empeorase? Los jueces querían que se tomara en cuenta tanto el sufrimiento físico como el psíquico.

2. ¿Existía un modo razonable de prever la posibilidad de que en poco tiempo ya no fuera capaz de morir con dignidad?

3. ¿Quedaban todavía alternativas, sujetas a la aprobación de la paciente, para aliviar su sufrimiento?

Acontecimientos recientes

> *Nosotros debemos ser el cambio que queremos ver en el mundo.*
>
> MOHANDAS GANDHI

En la década pasada el debate en Holanda acerca de la eutanasia activa voluntaria se ha inclinado a favor de la legislación parlamentaria, y las decisiones y la conducta de los tribunales adquirieron forma de estatuto cuando el parlamento holandés votó a favor de la legalización de la eutanasia activa voluntaria.

Siguiendo el ejemplo de Holanda, Bélgica aprobó la ley a favor de la eutanasia y en septiembre de 2002 legalizó esta práctica a partir de los dieciocho años de edad. Los belgas fueron incluso más allá al incluir no sólo a los pacientes en fase terminal, sino también a quienes padecen "un insoportable sufrimiento psíquico o físico". Cuando la eutanasia activa voluntaria sea solicitada por personas que no son presa de una enfermedad incurable, el médico deberá reflexionar durante un mes y solicitar la opinión de dos colegas.

En Bélgica ocurren cerca de seiscientos casos de eutanasia al año y tanto ahí como en Holanda las personas sanas y los jóvenes pueden anticiparse y evitar a su familia el dolor de tener que tomar esa decisión. Para ello suscriben un testamento de vida, en el que consta que desean que se aplique la eutanasia cuando ya no sea posible la recuperación. El testamento de vida en esos países deberá renovarse cada cinco años.

Uno de los peligros ocasionados por la legalización de la eutanasia en Holanda es que algunos equipos médicos se están dedicando a prestar este tipo de ayuda a quienes no son candidatos, pero que se consideran una carga desdichada y dolorosa para los demás. Cada día se informa de más ancianos que abandonan el país porque temen por su vida.

Es importante recordar cómo, en un suceso deleznable, se pasó de la eutanasia activa voluntaria a la obligatoria y al asesinato de más de seis millones de seres humanos, entre ellos minusválidos.

Es preciso que aprendamos las lecciones de la historia y no dejemos los gobiernos en manos de minorías irresponsables; además, resulta fundamental promulgar leyes que protejan los derechos de los moribundos.

Referencias bibliográficas

1. Paradys, *Onatio de euthanasia*, 1794.
2. Arthur Schopenhauer, *Sobre el suicidio*, 1991.
3. Federico Nietzsche, *Así hablaba Zaratustra I: de la libre muerte*, 1932.
4. Dr. Charles K. Millard, mismo discurso, 1931.
5. Juez Morris Ploscowe, Tribunal de Nueva York (declaración década de 1950).
6. *Ídem.*
7. Winston Churchill, *La Segunda Guerra Mundial*, 1959.
8. www.elmundo.es/cronica/2000/cr268/cr268/13html-13k
9. www.jornada.unam.mx/2001/04/25/021alpol.html-6k
10. Asociación pionera de sociedades no lucrativas y humanitarias en pro de la muerte "digna", fundada en Londres en 1935. Su nombre actual es Asociación Pro Eutanasia Voluntaria.
11. La Hemlock Society defiende en Estados Unidos la muerte "digna". Por cierto, *hemlock* significa cicuta.
12. Klazien Sybrandy y Rob Bakker, *Will you see to it that I don't wake up*, 1983.
13. http://www.vidahumana.org/index.html
http://www.bioetica.bioetica.org/muerteII.html
14. D. Humphry y Ann Wickett, *El derecho a morir*, 2005.

Capítulo 3

La muerte: cómo comprenderla

Ojos que a la luz se abrieron un día
para después, ciegos, tornar
a la tierra hartos de mirar sin ver.

ANTONIO MACHADO

¿Cuándo se considera muerta a una persona?

Con la aparición en décadas recientes de nuevas técnicas y procedimientos de resucitación se han formulado nuevos planteamientos al respecto. Y es que en la actualidad, por medios artificiales, se puede mantener la respiración, la circulación y la nutrición durante meses y años en individuos llamados descerebrados.

Este fenómeno, desconocido hasta hace unos cuantos años, ha llevado a la humanidad a intentar definir de nuevo la muerte, desde los puntos de vista clínico y legal.

Durante siglos los médicos diagnosticaron la muerte tomando el pulso y colocando un espejito frente a la boca de la persona. Al no haber pulso ni respiración, se extendía el certificado de defunción.

Ahora se requieren pruebas más complejas y precisar cuándo acaba la vida es más difícil; los trasplantes de órganos y las muy sofisticadas máquinas para prolongar la vida han contribuido en particular a esta gran complejidad.

En el siglo XVIII, al diagnosticar el fin de la vida tomando en cuenta los síntomas circulatorios y respiratorios, se cometían errores y se realizaban entierros prematuros, al grado de que algunas personas volvían a la vida cuando esperaban ser inhumadas.

Los médicos se esforzaron por establecer un diagnóstico que no dejara lugar a dudas, para lo cual esperaban la rigidez cadavérica o la descomposición del cuerpo.

En el siglo XIX, con el invento del estetoscopio, éste se utilizó para detectar los latidos cardíacos, pero aun así había definiciones de muerte poco precisas. Después, en el siglo XX, aparecieron el electrocardiógrafo, mucho más sensible a la actividad cardíaca que el oído del médico, así como máquinas para prolongar la vida y otras tecnologías de punta. Sin embargo, la pregunta seguía en pie: ¿cuál era el momento preciso de la muerte? Los anglosajones hablan del punto de la muerte, los franceses del momento de la muerte y, atinadamente, el doctor Mario Alba dice: "No se trata de un evento instantáneo, sino de un proceso de pasos sucesivos: dañado el encéfalo, progresiva e irremediablemente se van perdiendo las funciones vitales de sistemas, órganos, tejidos, células, hasta la muerte total".[1]

Así que, más que de un punto o momento de muerte, hay que hablar del proceso de muerte.

En nuestro país, el doctor Ignacio Chávez, eminente cardiólogo fundador del Instituto Nacional de Cardiología, manifiesta su parecer en el mismo sentido, cuando narra la muerte de un médico, discípulo y amigo suyo, a quien atendió de un infarto al miocardio:

Años después, en un segundo infarto, presentó paro cardíaco. El choque eléctrico no fue de pronto efectivo y tardó varios minutos en lograrse la resucitación. Desgraciadamente el enfermo quedó descerebrado... Comprobé la realidad de la muerte cerebral; pero a la mitad del examen sobrevino un nuevo paro al corazón. Uno de los jóvenes residentes acudió apresuradamente con el estimulador eléctrico para dar un nuevo choque. Sorprendido vio que lo detuve diciéndole: "Es inútil. Si logra usted que lata de nuevo el corazón, no por eso le habrá devuelto la vida. Está descerebrado. Hay que dejarlo morir en paz". Un acto así, ¿es eutanasia? De ningún modo; es sólo renunciación a un procedimiento extraordinario que en nada beneficia a un hombre que ya ha muerto como persona y sólo arrastra una pobre vida vegetativa.[2]

En 1968, la Asamblea Mundial de Medicina, en la celebración de su reunión XXII en Sydney, Australia, estableció: "La muerte es un proceso gradual en nivel celular, en el que la capacidad de los tejidos para contrarrestar la falta de oxígeno varía". La asamblea también hizo un listado con cuatro criterios para definir la muerte encefálica o cerebral definitiva:

1. Falta total de respuesta a los estímulos externos.
2. Falta de tono muscular, sobre todo respiratorio. Si el paciente está conectado a un respirador mecánico, éste puede desconectarse durante tres minutos para comprobar si es capaz de respirar por sí mismo. Falta de reflejos.
3. Descenso de la tensión arterial.
4. Encefalograma plano.

En ese mismo año, la facultad de medicina de Harvard estableció las siguientes cuatro características de la muerte cerebral definitiva:

1. Falta de receptibilidad y sensibilidad, o sea, total insensibilidad ante los estímulos tanto internos como externos.
2. Falta de movilidad o respiración, o sea, observación durante una hora del tono muscular espontáneo, de la respiración o la respuesta a los estímulos. Si el pa-

ciente está conectado a un respirador mecánico, puede comprobarse si respira por sí mismo, desconectándolo durante tres minutos.
3. Falta de reflejos, o sea, pupilas fijas y dilatadas sin que exista movimiento ocular o parpadeo; los músculos no se contraen al recibir estímulos.
4. Electroencefalograma plano durante tres minutos.

Desde el punto de vista clínico, estos criterios han sido de gran utilidad, pero se ha concluido que el electroencefalograma plano, por sí mismo, no es un criterio irrefutable de muerte, a menos que se combine con las otras pruebas.

Definición jurídica

Ahora abordemos el punto de vista legal. En 1970, el estado de Kansas, en Estados Unidos, formalizó una definición jurídica de la muerte. Según el fiscal William Curran, en ella se eliminó la incertidumbre macabra de la medicina y las leyes, y tampoco se requería la opinión de los médicos ni establecer procedimientos clínicos específicos.

La "definición jurídica de la muerte" de Kansas fue la primera en ser formalizada y estipula lo siguiente:

Se considerará que una persona está clínica y jurídicamente muerta cuando, en opinión de un médico… hayan cesado las funciones cardiorrespiratorias espontáneas… o, se considerará que una persona está clínica y jurídicamente muerta cuando haya cesado la función cerebral espontánea… con base en normas corrientes de la práctica médica.

La declaración de la muerte debe tener lugar antes de que se interrumpan las funciones respiratorias y circulatorias artificiales, y antes de que cualquier órgano vital sea extirpado con el propósito de trasplantarlo.

En 1976 el Colegio Real de Médicos de Inglaterra estableció que la muerte cerebral se diagnosticará sólo cuando el paciente se encuentre en coma profundo que no haya sido ocasionado por ingestión de drogas depresivas, hipotermia o trastornos metabólicos. Las pruebas serán ausencia de reflejos cerebrales, pupilas fijas e insensibles, ausencia de reflejos oculares, ausencia de respuesta motriz ante los estímulos, y ausencia de respiración espontánea al desconectar durante cierto tiempo el respirador. Al cabo de veinticuatro horas debe repetirse el mismo procedimiento. Para desconectar los aparatos que prolongan la vida, es necesaria la opinión de un especialista.

Después del primer paso dado en Kansas en 1970 y de que en 1984, treinta y ocho estados de Estados Unidos habían elaborado una definición jurídica de la muerte, han surgido en todo el mundo proyectos para legislar sobre la muerte cerebral definitiva basándose en una definición de la misma.

En general, hay tres formas de definir jurídicamente la muerte:

1. Cuando no se fundamenta en una constatación de carácter físico: la declaración de muerte de una persona desaparecida por más de cinco años.
2. De carácter físico sin posibilidades de recuperación.
3. De carácter físico que conduce a decisiones sobre medidas irreversibles que acabarán con la vida del paciente.

En muchos países se han elaborado definiciones basadas en diferentes criterios acerca de la muerte cerebral. En Alemania se define: "Un individuo está muerto cuando cesa irreversiblemente la totalidad de las funciones cerebrales, incluido el pedúnculo cerebeloso".

Las definiciones de muerte originan diferentes reacciones, no sólo entre las naciones, sino entre el público y los profesionales interesados.

También en 1984 encontramos en la legislación mexicana una definición de muerte. Se encuentra en el artículo 65 del Reglamento Federal para la disposición de órganos, tejidos y cadáveres del ser humano y sustenta los siguientes criterios:

> La comprobación de la pérdida de la vida se hará ajustándose a los siguientes criterios:
>
> 1. Falta de percepción y respuesta a los estímulos adecuados.
> 2. Ausencia de los reflejos de los pares craneales y de los reflejos medulares.
> 3. Ausencia de la respiración espontánea.
> 4. Electroencefalograma isoeléctrico que no se modifique con estímulo alguno.
> 5. Ausencia de antecedentes inmediatos de ingestión de bromuros, barbitúricos, alcohol o hipotermia.
>
> Para los casos de los incisos anteriores las circunstancias deberán persistir durante veinticuatro horas. Si antes de las veinticuatro horas citadas se presentara paro cardíaco irreversible, se determinará de inmediato la pérdida de la vida.
>
> Si los avances científicos así lo justificaran, podrá la Secretaría de Salubridad y Asistencia determinar otros medios de comprobación de pérdida de la vida.[3]

Proceso continuo

Ignoramos la muerte como la vida.
Nacemos ciegos y morimos sin saber,
incluso de nuestra propia ceguera.

ANTONIO MACHADO

Definir la muerte cerebral definitiva aún es hoy día objeto de controversia y, como ya vimos, muchos coinciden en que la muerte no es un acontecimiento, sino un proceso continuo, ya que cada uno de los órganos, aparatos, sistemas, en fin, cada célula del cuerpo, muere a su tiempo. En consecuencia, no hay un factor único que pueda considerarse por sí solo como evidencia de muerte, mucho menos podemos determinar con precisión absoluta el momento de la muerte.

Muchas personas permanecen con vida varios años y, aunque respiren de forma natural, no pueden comunicarse, pensar o sentir. Un individuo con la corteza cerebral destrozada y el pedúnculo cerebeloso en funcionamiento, puede vivir bastante tiempo, dado que las funciones cardiorrespiratorias persisten. Pero el estado consciente se pierde para siempre y en el estado que resulta ha desaparecido la personalidad humana... Ya no responde cuando se le habla, no puede ponerse en contacto con el mundo circundante y algunos creen que lo específicamente humano está dado por esa corteza cerebral destruida. A este tipo de fenómeno se le denomina *síndrome apálico*.

Si intentamos seguir definiendo la muerte como se hizo en las décadas pasadas, requeriremos de pruebas científicas cada vez más sofisticadas, con tecnología de punta y altamente estrambóticas, para quizá poder algún día establecer el momento de la muerte y, de manera paradójica, aceptar que es un proceso continuo.

El proceso de muerte

¿Miedo? ¿De quién tengo miedo?
No de la muerte porque ¿quién es ella?

EMILY DICKINSON

Como mencionamos, la muerte no es un estado, sino un proceso gradual en nivel celular, en el que va disminuyendo la capacidad de los tejidos para contrarrestar la falta de oxígeno. Esto sucede tanto en una muerte súbita como en una larga agonía: se muere en forma progresiva, es decir, poco a poco y por partes.

Para morir en paz debemos comprender qué o quién muere. El cuerpo puede definirse como un conjunto de elementos en un cambio permanente y la mente, como una constante sucesión de pensamientos. Quienes creen que la persona es sólo una mancuerna que consta de cuerpo y mente en constante cambio afirman que, más que personas que mueren, existe un "proceso de muerte".

Es posible afirmar que experimentamos un morir cotidiano formado de muertes pequeñas y diarias, que preceden al único cambio sobre el cual todavía el hombre no tiene control y es muy probable que nunca lo tenga. Estas muertes cotidianas son las encargadas de enseñarnos que las pérdidas y los males pueden llegar hasta lo más íntimo de nuestro ser y dañarlo. Pero, así como ocurre un morir diario, todos los días percibimos con claridad resurrecciones, y son precisamente éstas las que dan vida a nuestra vida.

Y porque estamos vivos, la vida nos lleva a través del proceso de la muerte; y si estamos vivos y vivimos cabalmente, nos toca morir libres de ansiedad, con serenidad y dignidad. De la anterior reflexión en torno al proceso o procesos inseparables para siempre de "vida muerte", podemos aseverar que morimos como hemos vivido, de modo que una buena muerte nos llega a través de una buena vida.

Si tu vida es en extremo agitada, llena de preocupaciones, sin orden y, en fin, enajenada, esto no te permitirá enfrentar el proceso de muerte en forma digna. Así lo pone de manifiesto León Tolstoi en su obra *La muerte de Ivan Illich*, cuando describe el proceso de sufrimiento espiritual del moribundo. Éste se percata en ese momento de que la muerte en sí misma no es atemorizante, que lo que le causa el mayor dolor es la vida que ha llevado; puesto que no ha escuchado a su conciencia, llega a considerarla como una vida inútil y desperdiciada. A medida que se acerca el final, el agonizante siente alivio sólo cuando obedece y escucha a su conciencia.

En el proceso de muerte se han detectado cuatro niveles:

- Muerte aparente o relativa.
- Muerte clínica.
- Muerte absoluta.
- Muerte total.

Muerte aparente o relativa

En esencia consiste en la desaparición del tono muscular, paro respiratorio o baja actividad cardíaca y circulatoria; sin embargo, el individuo podría volver a la vida y recobrar la conciencia.

Muerte clínica

Sobreviene cuando cesa la actividad cardíaca y respiratoria, desaparecen los reflejos o se suspende la vida de relación. No obstante, subsisten reacciones metabólicas y podría haber un retorno a la vida, salvo cuando la anoxia –falta de irrigación sanguínea en el cerebro– rebasa los ocho minutos.

Muerte absoluta

Se presenta cuando hay muerte cerebral y vida vegetativa asistida. Esto ocurre en el coma sobrepasado, o sea, en la muerte para la vida.

Muerte total

Es la culminación del proceso, cuando ya no existen células vivas.

Pruebas actuales

> Nada perece en el universo;
> cuanto acontece en él
> no pasa de meras transformaciones.
>
> PITÁGORAS

Como ya vimos, hasta finales del siglo XIX y principios del XX, para declarar oficialmente muerto a un individuo y levantar el certificado de defunción se consideraba suficiente comprobar la detención tanto del pulso como del corazón, la falta de conciencia, además de la atonía. En la actualidad se suman muchas pruebas, entre ellas: el trazado encefalográfico plano deprimido, el análisis de ecos pulsátiles de los hemisferios cerebrales por ultrasonido, el gradiente oxihemoglobínico cerebral y la tomografía axial computarizada del cerebro.

Y, más que aclararnos en qué consiste la muerte y cuál es el punto de la muerte –como lo llaman los estadounidenses–, o el momento de la muerte –como lo denominan los franceses–, todas estas pruebas en lo tocante a saber en qué consiste la muerte, sólo refuerzan el misterio que la envuelve. Y en lo relativo al momento de la muerte, la cuestión la responde el título de este capítulo "El proceso de muerte", que deja muy en claro que la muerte no es un acontecimiento, sino un proceso continuo.

Suicidio celular, apoptosis

El sueño de toda célula es ser dos células.

JACQUES MONOD

Cuando una célula forma parte de un organismo multicelular como lo somos los seres humanos, su destino final no necesariamente es dividirse en dos células hijas; también puede morir en forma programada y esto sucede debido a la intervención de genes cuya función específica es indicarle a la célula cómo construir las "armas moleculares" necesarias para suicidarse.

Pero ¿por qué deben suicidarse las células llegado cierto tiempo, cuando parecen escuchar una voz que les ordena: "Activa tus genes de la muerte o letales y suicídate"?

Dichos genes de la muerte son responsables del mecanismo de suicidio celular denominado muerte celular programada.

Hasta hace unos años, era inconcebible pensar que las células pudieran contener un programa para suicidarse, aunque en realidad no se trata de un suicidio sino de una muerte programada. Andrew Wylie llamó a este proceso apoptosis, término que significa "desprendimiento de los pétalos de una flor".

La muerte celular programada le permite a un organismo tener un desarrollo armónico. Si por algunas deficiencias genéticas o mediante manipulaciones experimentales impidiéramos la muerte celular programada, ello no daría como resultado la vida eterna o la inmortalidad. La consecuencia sería la monstruosidad o teratogénesis y el desarrollo de tumores, ya que las células se multiplicarían sin cesar y llegarían a diferenciarse de manera anormal. Se han detectado casos en los que los genes de la muerte se quedan "sordos" y no "escuchan" la orden de activarse. O bien, sí la "escuchan", pero los mecanismos que deben ejecutarla no obedecen y la célula queda desconectada en un estado que se denomina homeostasis celular; así, las células sordas se dividen en forma alocada, sin ton ni son, y pueden bloquear o interrumpir la formación de un tejido, de un órgano, etcétera y formar por su propia cuenta una masa tumoral. Últimamente se ha informado que existen células cancerosas que fabrican su propia orden de no morir, reproducirse y seguir ocasionando el mal.

Se ha identificado ya a algunos de los genes responsables de la apoptosis y se descubrió que, aunque a todos se les llame genes de la muerte celular programada, algunos desempeñan el papel de "malos" y otros, el de "buenos". Entonces, la muerte se produce según cuáles ganen, "los buenos" o "los malos". Cuando ganan estos últimos y se presenta el proceso de muerte celular programada, se evitarán tumores y monstruosidades. De tal modo, éste es un mecanismo eficiente que utiliza la naturaleza para corregir o disminuir sus errores.

Como vemos, la naturaleza construye cosas, pero también posee mecanismos como la apoptosis para quitarlas de en medio cuando le salen mal o ya no las necesita.

¿La muerte de una persona se deberá a que sus células sufren apoptosis? La respuesta sería: en ocasiones, pero no es una forma normal de morir. Desde luego que es posible, porque todo lo que funciona podría funcionar mal, ya que hay tantas enfermedades como cosas que pueden descomponerse. Cabe concluir que lo normal es morirse de algo anormal.

Antes vimos que el cuarto nivel o paso del "proceso de muerte" corresponde a la muerte total, que se define como la culminación del proceso, es decir, cuando ya no existen células vivas. Si consideramos que un organismo no está muerto mientras vivan algunas de sus células, ¿podríamos afirmar que una gallina frita estará viva mientras sus huevos fecundados sean capaces de producir pollos en una incubadora? ¿O también algunos animales sacrificados en el rastro estarán vivos mientras se conserve su semen congelado?

Augusto Weismann señala: "La duración de la vida está gobernada por necesidades de especie... la existencia ilimitada de los individuos sería un lujo sin una correspondiente ventaja evolutiva".[4] Sin duda, nuestro envejecimiento y nuestra muerte están a cargo de nuestros propios genes, los cuales son nuestros biógrafos.

Aquí vemos que toda nuestra vida está regulada por nuestros genes o biógrafos que nos dan la certeza de que no podremos escapar de la muerte. Asimismo, que cada célula del organismo es una empleada de confianza que se obliga a renunciar en cuanto se le comunique que ya no se le necesita. Y esa eliminación de un miembro contribuye a que todo el organismo sobreviva y se optimice. Si extrapolamos lo anterior, ¿en qué momento debemos desconectar el respirador artificial a una persona en coma profundo e irreversible, cuyo corazón late gracias a un estimulador electrónico, mientras la sangre circula por medio de bombas situadas fuera del cuerpo y los riñones son compensados por un aparato encargado de realizar la diálisis? Si consideramos que el individuo sigue vivo porque su corazón late y que ha muerto si no late, ¿qué debemos pensar de un donador de corazón que está enterrado desde hace un año?

Dado que inevitablemente moriremos –y es que lo único seguro en esta vida es la muerte–, es recomendable empezar a explicarnos lo anterior, a pesar de que a algunos no les interese el tema.

El siglo de la muerte

Además de terminar la guerra
debemos luchar hasta acabar
con el comienzo de todas las guerras.

Winston Churchill

Entender la muerte es imprescindible para comprender cómo funcionan la vida, nuestra mente, nuestra sociedad, nuestro mundo y nuestro universo. Por eso, el descubrimiento de la apoptosis o muerte celular programada por medio de los genes de la muerte se considera como uno de los más importantes de la historia de la humanidad. Si bien en el pasado siglo XX se efectuaron grandes descubrimientos científicos, lo paradójico es que se le recordará por otras razones tan trágicas como los diez millones de muertos en la Primera Guerra Mundial, los cuarenta millones de muertos en la Segunda Guerra Mundial, pero culmina con los muertos que dejaron las bombas atómicas, tristemente utilizadas para exterminar a los habitantes de las ciudades japonesas de Hiroshima y Nagasaki, más las víctimas de las guerras de Corea, Vietnam, Iraq, etcétera. Esto es la causa de que en el siglo XX aplicara la triste frase: "Todos los días del siglo ha habido guerra en más de un lugar". Por todo lo que hemos mencionado bien podría llamársele *el siglo de la muerte.*

Miedo a la muerte

¿Qué es la muerte?
Si todavía no sabemos lo que es la vida,
¿cómo puede inquietarnos
el conocer la esencia de la muerte?
CONFUCIO

A menudo la muerte provoca en nosotros cierta atracción y, a la vez, miedo, acompañado de reverencia ante el misterio. Pero cuando lo único que nos hace sentir es miedo, éste la hace más difícil: el miedo es como un fallecimiento anticipado y muchas veces es la causa del mismo.

Cuando usamos en primera persona el presente del verbo morir, nos resulta desagradable; pero al hacerlo en primera persona del futuro parece verdaderamente insoportable. Es indudable que en nuestra sociedad la muerte nos asusta "más que los impuestos" y "seguro" nos vamos a morir. Pero para no asustarnos tanto, preferimos pensar en secreto que los que con seguridad sí se van a morir son los "otros", sí, todos excepto uno: "yo". La cruda realidad es que en este caso, y hagamos lo que hagamos, nadie podrá sustituirnos, o sea, nadie morirá en lugar de nosotros; así que cada uno deberá cultivar y morir su propia muerte. Todos estamos muriendo, pero la "muerte total" sólo ocurrirá cuando todas las células de nuestro cuerpo mueran.

La muerte es algo natural y desde el nacimiento empezamos a morir. Es un fenómeno físico inevitable que únicamente afecta al cuerpo, por lo cual no cabe la menor duda de que nuestro cuerpo físico morirá, tan sólo es cuestión de "tiempo". "Lo único seguro en esta vida es la muerte", dice el dicho; por ello, como vamos a morir, es importante enterarnos de lo siguiente.

Según la biología actual, la continuación de la vida depende, en esencia, de la salud del cerebro y del sistema nervioso, el "yo" es simplemente una construcción de nuestra mente y la mente es sólo un producto de nuestro cerebro. Pero si podemos abandonar el cerebro y el sistema nervioso, si nuestra conciencia es capaz de funcionar fuera del cuerpo físico, entonces nuestra identidad será algo mucho más complejo de lo que jamás soñamos.

El profesor William Tiller, de la Universidad de Stanford, opina que el sistema corporal o "somático" del hombre está complementado por una o varias estructuras denominadas "conjunto humano". Sostiene que hay tres niveles de lo que él llama "realidad corporal", los cuales son iguales y complementarios a la forma física. Por ejemplo, la acupuntura presupone la existencia de un segundo cuerpo en el que la energía circula por canales hasta ahora invisibles. En la medicina, para creer en la existencia de un campo vital o "segundo sistema corporal", se realizan observaciones de células humanas que se encuentran en condiciones de rechazar las mismas funciones y reordenarse entre sí, para no seguir la misma pauta de las células que murieron. Las ex-

periencias que mencionamos intentan demostrar que el ser
humano es más que un cuerpo físico y que las células que lo
integran tienen la capacidad de elegir otra alternativa para,
de cierta manera, "no cometer el mismo error" o seguir la
misma pauta de las células que las precedieron en morir. El
miedo a la muerte nunca podría afectarnos si hiciéramos caso omiso del final de nuestra vida física. Pero eso no sucede
así, dado que nuestras neuronas nos recuerdan el final inevitable y cuando eso sucede pensamos y nos esforzamos por
creer a toda costa en la posibilidad de una existencia más allá
de la muerte. ¿Cómo calmar ese miedo a la muerte, a la ani-
quilación total del individuo, a pasar a ser una no identidad?
Inmersos como estamos en una sociedad materialista, sólo
creeremos en otros niveles de existencia cuando tengamos
pruebas mensurables y ponderables que así lo demuestren.

El físico David Bohm[5] manifiesta:

> Las partículas no se encuentran realmente separadas, sino co-
> nectadas de una forma que resulta invisible para los conceptos
> comunes de la realidad. En el reino humano, diferentes personas
> que armonizan entre sí podrían, de alguna manera, desarrollar si-
> multáneamente las mismas ideas.

También Michael Talbot[6] informa que el físico Alain Aspect
y su equipo de la Universidad de París descubrieron que, en
ciertas circunstancias, partículas subatómicas como los elec-
trones son capaces de "comunicarse" instantáneamente entre sí, sea cual sea la distancia que las separe. No importa si
se trata de tres metros o de treinta millones de kilómetros,
de alguna manera cada partícula "parece saber" siempre lo
que hace la otra.

De acuerdo con David Bohm, la razón por la que tales
partículas pueden permanecer en contacto sin importar la

distancia que las separa, no es que se envíen señales misteriosas unas a otras, sino que su aparente separación es una "ilusión" y en algún nivel de realidad más profundo no son entidades individuales, sino extensiones de un mismo "algo fundamental" y que todas las cosas en el universo se encuentran "infinitamente interconectadas".

La vida es más compleja y absoluta de lo que imaginamos y al respecto David Bohm y el neurofisiólogo Karl Pribram consideran al universo como un "holograma" en el que cada componente contiene el todo (esto en sintonía con la paradoja divina contenida en el Kybalión[7] y que dice: "El Todo está en todas las cosas, como todas las cosas están en el Todo"). Asimismo, afirman que el mundo material es una "ilusión creada por nuestros sentidos", cuya limitación nos ofrece una imagen incompleta de la genuina naturaleza de la realidad.

En la actualidad la ciencia cuenta con pocos medios para contactar e investigar el mundo espiritual; además, lo que sabemos acerca de lo que nos rodea lo sabemos a través de nuestros sentidos. De tal manera, nuestro mundo es para cada uno lo que percibimos. En consecuencia, casi todo lo que creemos saber de nuestro universo nos ha llegado mediante nuestos órganos sensoriales, pero ¿será acertada y creíble esa imagen? ¿O es –como dicen Bohm y Pribram– una "ilusión creada por nuestros sentidos?"

Para contestar la pregunta anterior consideremos en primer lugar nuestro sentido de la vista: somos capaces de ver apenas una fracción de lo que nos rodea y ocurre, ya que únicamente detectamos la materia que refleja luz en una banda de longitud de onda muy estrecha, a la que hemos llamado "espectro visible". Mientras tanto, las demás longitudes de onda, donde suceden muchas cosas, son invisibles para nuestros ojos.

Lo mismo sucede con nuestros oídos, los cuales abarcan un "rango de audición" que va de los veinte a los dieciséis mil ciclos por segundo. Tomemos como ejemplo a los perros; ellos perciben un rango mucho más amplio, lo cual se pone de manifiesto cuando los llamamos con un silbato que emite una onda infraudible para nosotros. La voz humana está situada en una frecuencia que oscila entre unos cuantos cientos y unos pocos miles de ciclos por segundo.

Las ondas de luz visibles para nosotros son aquellas con una frecuencia de escasos doce billones de ciclos por segundo, en tanto que los rayos X, gamma, etcétera vibran a frecuencias más altas y no podemos verlos. Hoy en día nuestra capacidad auditiva ha sido complementada por la radio, que emite y recibe energía a frecuencias mayores que los sonidos llevados por la atmósfera. Además, con seguridad podemos esperar que en un futuro cercano contaremos con aparatos para sintonizar frecuencias aun mayores. Como vemos, la limitación de nuestros sentidos es grande y, por lo mismo, nuestro conocimiento acerca del mundo que nos rodea resulta muy limitado y la imagen que tenemos de él es incompleta.

Además de afirmar que dos partículas subatómicas se pueden comunicar instantáneamente sin importar la distancia que las separe, Bohm ha demostrado que dos partículas subatómicas que han interactuado, aunque sea una vez, se pueden reconocer no sólo independientemente de la distancia a la que se encuentren, sino sin importar si han pasado escasos cinco minutos de haberse conocido o interactuado o si ya han transcurrido miles de años.

Lo anterior apoya la idea de que en otros planos el tiempo no existe en forma secuencial –pasado, presente y futuro–; más bien, "todos los tiempos" se encuentran al mismo tiempo, es decir en un "presente eterno" en el cual pasado, presente y futuro existen de modo "interrelacional".

Así como las partículas mencionadas, también las personas pueden influir entre sí, ya que todo el universo es un "fluido continuo" e "interrelacionado".

El tiempo no es un continuo. Es un elemento de relatividad que existe verticalmente, no horizontalmente. Si lo consideramos como un "concepto vertical" podemos pensar que es un eje que representa el "momento de ahora", un "presente eterno" o un "modo interrelacional". Imaginemos una serie de "placas" adheridas a este eje, una seguida de otra, y así sucesivamente. Las placas son los elementos del tiempo y cada una por separado es distinta de la otra, aunque existen todas éstas al mismo tiempo. Pero todas las "placas" que cubren el eje vertical que denominamos "momento de ahora", "presente eterno" o "modo interrelacional", todas ellas a la vez, tantas placas como habrá siempre, tantas placas como hubo siempre, nos llevan a concluir que sólo hay un momento, este "eterno de ahora". Todo está sucediendo en "este momento". Todo está sucediendo en todas partes. No existe el tiempo secuencial, sino el "ahora" y no hay más lugar que el "aquí".

"Aquí y ahora" es "todo lo que hay".

Dentro de nuestra "realidad relativa" experimentamos el tiempo como un movimiento, no como una constante, y somos nosotros los que nos movemos, no el tiempo. El tiempo no tiene movimiento y –como vimos–, sólo hay un momento. Y cuando nos sucede algo muy importante decimos:

"Es como si se hubiera detenido el tiempo". El tiempo no es un movimiento, es un campo a través del cual nos movemos.

Si el tiempo no es el que pasa, sino que son los objetos los que se mueven por lo que llamamos espacio, el tiempo es la forma de contar esos movimientos. Debido a esto los científicos hablan del continuo espacio-tiempo.

Albert Einstein se dio cuenta de que el tiempo es una "construcción eminentemente mental", es un "concepto relativo". El tiempo es relativo al espacio que existe entre las cosas; además, si el universo se está expandiendo, cada día es más extensa, por ejemplo, la órbita de los planetas. Según Einstein, si el tiempo no se movía era él quien se movía a través del espacio y para "alterar el tiempo" bastaba cambiar la cantidad de espacio entre objetos o la velocidad a la que éstos se mueven por el espacio.

Creemos que en un "futuro" cercano, un "futuro-relativista", tendremos pruebas de la existencia en "otros niveles". No obstante, desde ahora, todos coincidimos en que, si entendemos que la vida guarda el secreto de la muerte y la muerte guarda el secreto de la vida, probablemente la muerte del cuerpo físico no sea el fin de la existencia individual. De ahí la idea de que todos los seres vivos han existido con anterioridad y seguirán renaciendo.

Si bien es "verdad" que al final de este viaje tendremos un funeral, la muerte no es en realidad el final. ¿Será, como sostienen los materialistas, que después de haber luchado a lo largo de esta vida seamos "borrados para siempre", perdamos nuestra "identidad personal" y nos convirtamos en una "no identidad" dentro de un gran "inconsciente colectivo"? ¿O será, como dice Voltaire, que "después de todo no es más sorprendente nacer dos veces de lo que lo es nacer una vez"?[8]

Referencias bibliográficas

1. U.M. Pérez Valera, *El hombre y su muerte*. *Preparación para la vida*, 1997.
2. Ignacio Chávez, "Morir digno y decisión médica", en *Eugenesia y Eutanasia médicas*, 1979, pp. 89-92.
3. Ley General de Salud, en el *Diario Oficial de la Federación* del 7 de febrero de 1984.
4. A. Weismann, "Essays upon Heredity and Kindred Biological Problems" (Poulton *et al.*, comp.), 1891-1892.
5. David Bohm, *La totalidad y el orden implicado*.
6. Michael Talbot, "¿Existe la realidad objetiva o es el universo un fantasma?"
7. Tres iniciados, *El kybalión, Estudio sobre la filosofía hermética del antiguo Egipto y Grecia*. Obra escrita por tres iniciados utilizando los fragmentos que existen del Libro de Toth, en los cuales se explican los siete principios fundamentales y denominada el Kybalión, 1983.
8. Voltaire, *Tratado sobre la tolerancia en ocasión de la muerte de Jean Calas*, 1763.

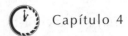

Capítulo 4

Suicidio, eutanasia y legislación

*Suele acontecer que un hombre
se suicide en defensa propia.*

Gibrán Jalil Gibrán

Monstruosa y terriblemente inhumana llega a ser la vida en estos inicios de siglo para muchos de nuestros hermanos y sólo la soportan quienes son capaces de adaptarse mejor. Otros se ven obligados a resistir espantosos sufrimientos, lo que suele provocarles depresión, que puede adquirir tintes crónicos y convertirlos en candidatos a quitarse la vida; y cuando por desgracia esto sucede, es imposible no conmoverse. El quitarse la vida por propia mano, la autoejecución, es producto de una decisión que resume toda la conducta de la persona, que abarca todo su mundo y condensa toda su vida. Con el suicidio se cuestiona a la sociedad, su ética y su filosofía, pero, además, se causa dolor. Sin embargo, no es justo colocar a todos los suicidios dentro del mismo cajón ya que cuando la vida entera se convierte en un dolor tremendo, en un sufrimiento intensísimo, una persona puede –como bien lo dice el insigne poeta Gibrán Jalil Gibrán– suicidarse en defensa propia y su elección ser considerada una opción digna. Ante los embates de la vida, algunos encuentran consuelo porque saben que existe el recurso de morir por propia mano.

Muchos de nosotros hemos tenido, por lo menos una vez, un motivo que nos llevara a pensar en el suicidio. En mayor o menor medida, nuestra vida está atiborrada de tragedias y comedias, engaños y decepciones, momentos maravillosos y problemas y contratiempos.

Atravesamos por épocas difíciles y en ocasiones nuestra vida nos parece vacía, sin sentido, sin rumbo, inmersa en conflictos que contemplamos como impedimentos para gozarla y sentir placer. Justo en esos momentos álgidos y depresivos debemos intensificar la búsqueda de motivos genuinos para seguir viviendo, motivos que nos impulsen a no naufragar en el mar del suicidio y a fortalecer nuestra existencia.

¿Qué sucede cuando no encontramos esos motivos? Algunos corremos peligro de suicidarnos, no tanto porque de pronto aparezca una causa para morir, sino porque nos faltan razones para vivir. Si eso sucede es imprescindible tener muy presente que quitarnos la vida no resolverá nuestros problemas, sino que los catapultará a otros, por lo general nuestros seres queridos, quienes –sin deberla ni temerla– tendrán que "cargar" con el suicida. Y ¿qué sucede con todo lo que se sacudió quien realizó la autoejecución? Fue a parar como "herencia" nada menos que a sus deudos. ¿Será ésta la mejor de las herencias?

Con tristeza, la respuesta es *no*. Vemos que lo que le hace falta al suicida es coraje para vencerse y aquí viene como anillo al dedo la famosa frase de Walt Kelly, mencionada en un capítulo anterior: "Por fin conocimos al enemigo, y resulta que somos nosotros". Cuando el futuro se vislumbra incierto, sin vencernos, hemos de tomar decisiones orientadas a salir de los dilemas y reencontrar el sentido de la vida. El acto de cometer autoejecución se define como: "quitarse la vida de manera intencional, matarse", y al que se encuentra en esta condición, como: "el que muere por su propia mano" o: "el que intenta o tiende a suicidarse".

El suicidio debe entenderse como una declaración desesperada de ira, que resulta del deseo de que alguien se culpe por no haber hecho hasta lo imposible para impedirlo o por haberlo ocasionado. En este caso, el suicida piensa: "Para mí, la muerte, y para ti, el luto".

El suicidio representa un acto de autodestrucción, pero también un desafío y desprecio a la sociedad. Se adopta la postura de "yo acuso a toda la sociedad por fallarme", en lugar de reconocer las fallas propias. De lo anterior se deriva que con frecuencia en este acto se encuentra implícito un alto grado de ego.

Tipos de suicidios

El más poderoso de todos los motivos en el orden moral, el amor innato a la vida, parece en ciertos casos inferior a los otros, como se verifica en el suicidio.

ARTHUR SCHOPENHAUER

Hay diversos tipos de suicidios. Es común el subintencional, que implica correr riesgos constantes y exponerse a situaciones en extremo peligrosas. En otros casos el individuo desempeña un papel encubierto, subliminal o inconsciente y abusa de medicamentos u otras sustancias. También hay los escapistas que intentan evadirse de una situación intolerable. En los suicidios agresivos, por ejemplo, se busca vengarse para crear remordimientos. Otro tipo son los oblativos, en los que el suicida se autosacrifica por un ideal o por el honor. Los lúdicos son aquellos en los que el suicida participa en juegos o pruebas donde arriesga la vida para demostrar su valor; un ejemplo de ellos es el famoso juego de la ruleta rusa.

Una persona también puede quitarse la vida por razones desinteresadas, como evitar convertirse en una carga económica y emocional para su familia y amigos, debido a que padece una enfermedad crónica. Pero, aun en este caso, el acto es condenable, pues acabar con una vida rompe los lazos imperceptibles que nos unen a todas las formas de vida.

El suicida alberga la falsa creencia de que escapa de una vida de miseria, dolor, dificultades económicas y de otra índole, pero olvida que la vida y la muerte son parte de un proceso continuo.

Acabar con la vida propia es destruir algo que no sólo nos pertenece a nosotros; la vida es el milagro más grande que existe y realizar un acto violento como el suicidio provoca y agrega más dolor y sufrimiento en un mundo ya lleno de ellos.

Suicidio y eutanasia

Mucha gente desea morir porque sufre dolores físicos intensos, sufrimientos mentales terribles y su vida torturada raya en lo insufrible e intolerable. Su vida ya no es vida, su agonía se eterniza y se convierte en un castigo inmerecido. Nadie quiere soportar y seguir soportando un dolor espeluznante. Pero, por fortuna, en este nuevo siglo y gracias a los grandes avances logrados para obtener diagnósticos mucho más precisos y debido a las nuevas técnicas relacionadas con el control del dolor, podemos evitar el infierno que hemos descrito y disminuir o erradicar dolores muy intensos originados por una enfermedad terminal.

Suicidio y legislación

La piedad no es sino la mitad de la justicia.

GIBRÁN JALIL GIBRÁN

En la antigüedad casi todas las legislaciones penalizaban el suicidio. En la Grecia primitiva las leyes castigaban con dureza este acto, que llegó a definirse como una ofensa al Estado, y sólo lo consentían bajo ciertas condiciones. Como ya señalamos, al suicida se le cortaba la mano derecha y se le enterraba en un lugar alejado, a la familia se le imponía un castigo, era deshonrada y sus descendientes perdían el derecho de ser cuidadanos.

En la Roma primitiva las leyes penalizaban el suicidio, pero bajo el principado —tal vez por la influencia de la filosofía de los estoicos—, se despenalizó y a los aristócratas les era permitido suicidarse para escapar del deshonor de caer en manos enemigas. Sin embargo, bajo el imperio volvió a penalizarse, posición que se extendió a todo el Imperio Romano y, más adelante, a quienes heredaron su derecho.

En un principio la penalización consistía en la confiscación de los bienes del suicida y de su familia; después, el castigo recayó también sobre el cadáver, a fin de que esto sirviera de intimidación y ejemplo para la sociedad.

En la Inglaterra antigua, se enterraba a los suicidas en tierra no consagrada en el lado norte de los atrios de las iglesias o en los cruces de caminos, con una estaca atravesando sus cuerpos que les impidiera levantarse y espantar al vecindario. La última práctica de este tipo se realizó en 1823, cuando se clavó una estaca en el cuerpo de un asesino y suicida y posteriormente se le enterró en el bosque de San Juan. A partir de entonces, la ley prohibió los entierros de esta clase.

En 1769 el Código Penal austríaco estipulaba una pena póstuma para el suicida, que consistía en aniquilar su cadáver como si se tratara de un animal. Esto acabó por suprimirse en 1853.

En el siglo XX, en Inglaterra se castigaba el intento de suicidio con sanciones monetarias y prisión de uno a seis meses; la ley se abolió en 1961. En el estado de Nueva York se imponían castigos pecuniarios y hasta dos años de prisión. En Canadá, hasta 1972, el Código Penal sancionaba el intento de suicidio.

En España en los códigos anteriores al de 1850, se castigaba como homicidio el prestar armas al suicida. Los códigos posteriores redujeron la pena a complicidad en un homicidio y, por fin, en 1928, se penalizaron, además, el auxilio y la inducción al suicidio.

Ante la imposibilidad de penalizar el suicidio consumado o al cadáver como en otros tiempos, o de tocar el patrimonio, con lo cual se dañaría a inocentes, sólo se castiga a los que induzcan o ayuden al suicidio.

En Francia no está penada la complicidad al respecto. El cómplice está sujeto a las mismas penas que el autor principal, si éste es incriminado, lo cual no sucede en caso de consumarse el suicidio.

En Inglaterra, al abrogar en 1961 la penalización del suicidio frustrado, se creó el delito de quien ayuda al suicida, mismo que consiste en prisión de no más de catorce años. La complicidad en el suicidio también es penalizada en Argentina, Austria, Camboya, Italia y Japón. En Estados Unidos encontramos algo que nos llama la atención: mientras en algunos estados la ayuda o complicidad en el suicidio se considera como asesinato, en Texas –por ejemplo– ni siquiera se contempla como delito.

La despenalización del suicidio no lo convierte en una acción indiferente para el derecho penal. Todavía en los años 1990 el Código Penal para el Distrito Federal, en su artículo 7°, declaró: "Delito es el acto u omisión que sancionan las leyes penales". Se establece que la punibilidad es el elemento esencial del delito; además, el mismo código estipula delitos no punibles, cuando trata de las excusas absolutorias, y existen muchas infracciones administrativas y disciplinarias sancionadas por la ley con penas que, sin embargo, no son consideradas delitos, sino faltas. El suicidio se tacha de delito no posible. Desde el siglo XVI se argumentaban cuatro razones para penalizarlo, que siguen poniéndose al día y se consideran válidas para calificarlo como delito:

- El suicidio es el reclamo de autofrustración del derecho de destruir la vida que fundamenta todos los derechos; contradicción sutil en relación con el instinto de conservación.

- El valor de la vida humana, simplemente en cuanto humana, no es una propiedad privada a disposición propia; el abuso de los propios bienes materiales o su destrucción caprichosa son injustos.

- El defender la vida es una función intrínseca al Estado, por lo que no son legales ni el suicidio, ni el consentimiento de ser muerto por otro.

- Es legítima política del gobierno a favor del bien público el no alentar los suicidios: suicidio llama suicidio.

¿Derecho al suicidio?

La muerte de cualquier hombre me disminuye
porque yo formo parte de la humanidad;
por tanto, nunca mandes a nadie a preguntar
por quién doblan las campanas: doblan por ti.

JOHN DONNE

En nombre de la libertad algunos quieren elevar el "derecho al suicidio" al estatus de "derecho fundamental". Esto no puede concederse porque algunas libertades no son constructivas y deben restringirse por el bien común. De la vida no se puede disponer porque es un derecho innato, así como un bien jurídico en estrecha relación con el interés público. Suele existir además en las legislaciones la tipificación del delito de ayuda para el suicidio, lo cual indica que el consentimiento de la víctima no es de pertinencia decisiva. Otro elemento que podría justificar una acción sería que ésta fuera medio para un fin oficialmente reconocido por el Estado. En ese caso los actos entrarían en el ámbito de libertad permitido por el Estado y, por consiguiente, serían justificables.

El Código Penal Mexicano dedica dos artículos al auxilio o inducción al suicidio, pero no habla de la motivación del sujeto activo. Establece que la pena es de uno a cinco años de prisión, pero si el auxilio llegó hasta ejecutar la muerte, el periodo de encarcelamiento será mayor, de cuatro a doce años.

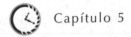
Capítulo 5

Encarnizamiento terapéutico y cómo evitarlo

A principios del siglo XX y hasta cerca de los años 1940, casi todas las personas morían en casa. Esto no sucede ya en nuestros días, cuando la mayoría fallece en un hospital. Es de asustar el cada vez más frecuente y terrorífico cuadro en el que las máquinas mantienen "vivo" o "casi vivo" al paciente. Sí, en definitiva, eso es pavoroso. Pero, ¿qué podemos hacer para asegurarnos una muerte digna en la que la agonía no se prolongue innecesariamente?

En primer lugar, la medicina y los médicos deben reconocer con humildad sus limitaciones, al igual que los límites del hombre mismo, así como dejar de considerar a la muerte como un fracaso y comprender que se trata de un evento tan natural como el nacimiento. El no aceptarlo ha conducido a excesos inhumanos, al ensañamiento denominado *encarnizamiento terapéutico*.

Jean Robert Debray utilizó en el año de 1950 la expresión *obstinación terapéutica* para referirse a la acción que utiliza métodos terapéuticos cuyos efectos son más perjudiciales que el mal que se pretende curar, o bien que resultan inútiles, ya sea porque la curación es imposible o porque el beneficio esperado es menor a los inconvenientes.

Evitar la destrucción de la vida se considera uno de los principios fundamentales de la conducta humana. Sin embargo, ¿qué sentido tiene mantener con vida a una persona con medios artificiales cuando es seguro que de otro modo moriría? Si el paciente no cuenta con posibilidades de recuperarse, no hay tal sentido. Es mejor dejar que muera en forma natural y "digna" dentro de una atmósfera serena, llena de paz y amor. Hay casos en los que los intentos de reanimación provocan al moribundo perturbaciones innecesarias, como la actividad frenética que lo rodea en ese último intento por salvarlo, cuando ya está prácticamente muerto: se le atiborra de medicamentos, le clavan docenas de agujas, lo sacuden con fuertes descargas eléctricas y en esos últimos momentos se intenta registrar con "precisión enfermiza" el ritmo cardíaco, los niveles de oxígeno, la actividad cerebral, etcétera. ¿Y para qué, si no hay esperanza de recuperación para ese paciente?

Es mejor cambiar esa "histeria tecnológica" por calidad de vida en los últimos momentos del ser querido.

Resulta difícil creer que alguien quiera eso para otra persona; nadie merece que lo conecten a toda esa maquinaria infernal para ser mantenido artificialmente en un estado de casi vida. Lo más seguro es que si ese casi vivo pudiera manifestar sus deseos, diría: "Dejen de molestarme; ya estoy entubado, conectado a una máquina, cortado por todas partes, dejen por favor de torturarme y tratarme como a un objeto de experimentación. Soy un ser humano que sólo desea morir con dignidad y rodeado de amor; no me mantengan un segundo más en este deshumanizado aislamiento".

Derechos de los pacientes

La piedad no es sino la mitad de la justicia.

GIBRÁN JALIL GIBRÁN

Se han estipulado ya los derechos del paciente, que pueden esgrimirse como defensa contra el encarnizamiento terapéutico y se legislan en un número cada vez mayor de países.

En 1973 la Asociación Americana de Hospitales aprobó las propuestas para reformar los reglamentos internos de los hospitales. Con ese fin, diseñaron un documento denominado *Carta de derechos del paciente*, que el Departamento Federal de Salud, Educación y Bienestar de Estados Unidos "recomendó" a las instituciones hospitalarias.

En la primavera de 1976, la Asamblea Parlamentaria del Consejo de Europa aprobó un documento muy importante elaborado por la Comisión de Salud y Asuntos Sociales. Ésta es la primera vez que se postulan oficialmente en un documento los derechos básicos de los pacientes, y son los siguientes:

* Derecho a la dignidad.
* Derecho a la integridad.
* Derecho a la información.
* Derecho a un tratamiento adecuado.
* Derecho a sufrir lo menos posible.

En este documento se recomienda a los países miembros que tomen las medidas necesarias para proteger los derechos básicos de los pacientes.

En relación con lo anterior, se ha generalizado el reconocimiento al derecho de tener una muerte "natural", sin realizar acciones para prolongar la vida de modo artificial.

Por consiguiente, todos tenemos derecho a rechazar un tratamiento médico si así lo deseamos.

En 1979, en su *Carta del enfermo usuario del hospital*, la Comisión de Hospitales de la Comunidad Económica Europea afirma:

1. "El enfermo usuario del hospital" tiene derecho de aceptar o rechazar toda prestación de diagnóstico o tratamiento.
2. Cuando el enfermo es incapaz de ejercer este derecho total o parcialmente, por ley o de hecho, éste es ejercido por su representante o por una persona designada legalmente.

Veamos ahora cómo se puede detener y evitar el encarnizamiento terapéutico para arribar a una muerte justa, digna y piadosa.

Testamento de vida

> *El cielo nunca ayuda al hombre*
> *que no está dispuesto a actuar.*
>
> SÓFOCLES

Como mencionamos, se ha generalizado el reconocimiento al derecho de tener una "muerte natural", es decir, sin que se presten acciones tendientes a prolongar la vida artificialmente. Todos tenemos derecho a rechazar un tratamiento médico si así lo deseamos. Llegará el momento en el que en casi todos los países se reconozca el testamento de vida, en el cual se exprese el deseo del firmante de morir con dignidad, sin la administración de "medidas extraordinarias o desproporcionadas".

El testamento "de" vida o "en" vida estará en vigor mientras esté vivo quien lo suscribe y en él se prohíbe que su vida se prolongue en forma artificial en caso de encontrarse en fase terminal y no exista esperanza alguna de recuperación.

El término empleado en la actualidad en algunos testamentos de vida –"medidas extraodinarias"– podría convertirse en "procedimiento rutinario", o bien, no ser igualmente extraordinario para algunas personas. Por el momento estos testamentos sólo se han legalizado en pocos países y es muy probable que si tenemos uno, quizás al usarlo no nos encontremos en un lugar donde sea válido. Quienes se oponen a una legislación favorable al respecto, argumentan que "sería equivalente a dejar a un paciente anciano a merced de que personal de salud sin escrúpulos precipite su muerte retirando prematuramente el tratamiento".

En los testamentos de vida por lo regular se nombra a un apoderado para que actúe una vez que la persona que lo suscribe pierda sus facultades. Con frecuencia se ha observado que, aun cuando no se ha generalizado la validez de estos documentos, muchos médicos están dispuestos a respetar la voluntad en ellos plasmada. Dado lo anterior, un número creciente de personas acuerda con su médico su testamento de vida, el cual, desde luego, deberá hacerse con anticipación y pensando que ojalá nunca sea necesario recurrir a él.

En México, un testamento es "un acto personal, libre y revocable mediante el cual una persona puede disponer de sus bienes y derechos para después de su muerte". Pero un "testamento de vida" no se refiere a los bienes, sino a los derechos, como el "derecho de morir con dignidad"; además, surte efectos antes de la muerte de quien lo suscribe. En dicho documento se expresa la voluntad de la persona de que, en caso de sufrir una enfermedad o daño físico o psíquico grave que cause sufrimiento o incapacite para una existencia racional y autónoma, no se le someta "a tratamientos que prolonguen artificialmente la vida" y se solicita se le administren los fármacos necesarios para evitar dolores, aunque ello pudiera adelantar el momento de su muerte.

Sin embargo, el testamento de vida aún no está regulado por la legislación mexicana y como no se considera un supuesto jurídico, no se realiza mediante actos o hechos jurídicos. Para los médicos y los representantes del enfermo, el testamento de vida es prueba fehaciente de los deseos y la voluntad de quien lo suscribe, expresados con libertad; en él da una orden con la que se opone –llegado el caso y de encontrarse en un estado de incapacidad, inconciencia y en fase terminal– a una prolongación artificial o "vegetativa" de su vida y exige que se le garantice que no será sometido a tratos inhumanos y degradantes, como es el encarnizamiento o ensañamiento terapéuticos.

El testamento de vida permite rechazar los tratamientos extraordinarios protegiendo el derecho del testador de morir con dignidad. Es un documento justo, pero, por el momento, ineficaz frente a terceros; para que tenga validez deberá legislarse al respecto, con lo cual quedarán salvaguardados "los derechos de los pacientes que llegaran a encontrarse en esas condiciones".

Es posible adoptar el siguiente modelo de testamento de vida, pero recomendamos que al hacerlo estén presentes como testigos dos adultos y que se firme ante notario público. Asimismo, es importante entregar copias al médico, al abogado del firmante, a sus familiares cercanos y a cualquier persona que pueda tomar alguna decisión con respecto al tratamiento médico.

Modelo de testamento de vida

Nuestra gran tarea no consiste
en ver lo que está borrosamente en la distancia,
sino en hacer lo que está claramente a nuestro alcance.

Carlyle

Deseo tener una vida larga, plena y digna, pero no a cualquier precio. Si mi muerte se acerca y es inevitable, si he tenido la capacidad para interactuar con los demás y ya no hay una esperanza razonable de que recupere esa capacidad, o si el sufrimiento es intenso e irreversible, no deseo que prolonguen mi vida.

Ordeno no ser sometido a intervenciones quirúrgicas o resucitación cardiopulmonar, así como no recibir asistencia de ventiladores mecánicos, cuidados intensivos o cualquier procedimiento que prolongue mi vida, incluida la administración de antibióticos, de sangre o los derivados de ésta.

Ordeno recibir atenciones que me brinden comodidad y protección, que faciliten mi interacción con los demás hasta donde sea posible y que tiendan a mi tranquilidad, serenidad y paz.

Autorizo a: _____ para interpretar y llevar a cabo las indicaciones señaladas. Esta persona aceptará, planeará y rehusará tratamientos en colaboración con los médicos y el personal de salud que me asistan.

Si no fuera posible ponerse en contacto con esta persona, autorizo a: _____ , quien también sabe cómo valoro la vida, para tomar estas decisiones por mí.

He hablado con ellos acerca de mis deseos en cuanto a los cuidados en fase terminal y confío plenamente en que actuarán conforme con lo expresado por mí en este testamento de vida.

Fecha _____

Nombre _____ Firma _____
Testigo 1 _____ Firma _____
Testigo 2 _____ Firma _____

Notario número _____

Nombre _____ Firma _____

Tecnología de punta: ¿bendición o maldición?

Los seres humanos se han convertido
en herramientas de sus herramientas.

HENRY DAVID THOREAU

El miedo que prevalece en algunos países por la posibilidad de que muramos en las garras de la alta tecnología ha generado una mayor aceptación de la eutanasia activa voluntaria.

Cuando se moría en casa, en la intimidad de la habitación del paciente, la muerte llegaba de forma natural y al enfermo lo protegía su médico de cabecera, especie que se extinguió hace algunas décadas en las grandes ciudades. Ahora se acostumbra morir en los hospitales, donde los médicos no son nuestros amigos, son sólo unos de los muchos técnicos del sistema hospitalario que se ocupan del paciente.

Los intentos de la medicina para prolongarle la vida a algunos pacientes conducen al empleo de multitud de medicamentos y aparatos; el objetivo es mantenerla como sea, sin tomar en cuenta las condiciones en las que se encuentra el enfermo. Debe de ser terrible para un ser humano sentir que llega su muerte, que, irremediablemente, todo llega a su fin y se le impide morir. Cada día son más los casos en los que los médicos, el sistema hospitalario y todos los intereses implicados en este magno nudo se obsesionan en mantener "vivo" al paciente casi muerto, descerebrado, etcétera, sin pensar en el ser humano. Esa conducta amoral se ciega ante la evidencia natural de liberación del sufrimiento.

¿Por qué los médicos y el sistema hospitalario, llevados por intereses mezquinos y deseos de ganancias, condenan en muchos casos al enfermo a un sufrimiento y agonía extra al insistir en la tarea vana de oponerse a la muerte, cuando ya no hay posibilidades de recuperación?

Desde luego, los avances científicos y tecnológicos en la medicina han salvado muchas vidas y aliviado muchos sufrimientos, pero en otros casos (a los que nos hemos referido) han tenido consecuencias terribles al prolongar el sufrimiento del enfermo por medios denominados extraordinarios, desproporcionados o heroicos.

Richard Taylor[1] describe así una unidad de cuidados intensivos:

> Hileras de preparados fisiológicos también conocidos como seres humanos–yacen rodeados de una cantidad asombrosa de chismes mecánicos. En cada orificio natural aparecen tubos y catéteres de alguna clase, y en varias partes del cuerpo se practican nuevos orificios para poder introducir más tubos. A través de estos tubos se inyectan o drenan fluidos multicolores, los respiradores artificiales suspiran, los aparatos de diálisis zumban, los monitores se crispan y el oxígeno burbujea a través de los humectadores. Los desgraciados rehenes, por fortuna ajenos a su entorno a causa de las drogas o de forma natural–yacen silenciosos mientras el ritual de la profanación se lleva a cabo.

Si esta tecnología de punta sirve para salvar vidas, es evidente que todo el dolor, todo el sufrimiento y toda la incomodidad quedan plenamente justificados. Pero lo que no se justifica es que con mucha frecuencia se somete a estos tratamientos a enfermos incurables y en fase terminal, sin posibilidad alguna de recuperarse. Así los convierten en ensañamiento terapéutico, momento en el que debemos rechazar estas medidas agresivas y dejar de lado los medios extraordinarios, desproporcionados o heroicos.

Antes del siglo XX se escribió poco sobre el cuidado de los moribundos; en aquellas épocas las enfermedades causaban muchos más estragos que en la actualidad y la muerte sobrevenía antes, dado que no se contaba con antibióticos, agentes quimioterapéuticos ni los sofisticados procedimientos de ahora en los que la cibernética hace gala del control de la mayoría de las técnicas de punta.

Los avances en la medicina han transformado drásticamente el panorama y ahora es posible curar muchas enfermedades que hace unas décadas amenazaban la vida. Sin embargo, ahora las enfermedades crónico degenerativas han pasado a ocupar el primer lugar como causa de muerte.

En las cuatro décadas pasadas se han alcanzado avances tecnológicos sorprendentes: desde la técnica de respiración artificial, el aparato cardiopulmonar, la angiografía coronaria, la diálisis renal, el trasplante de órganos, las prótesis para válvulas del corazón, los masajes cardíacos, las unidades de cuidados coronarios, la tomografía axial computarizada (TAC), la resonancia magnética nuclear, la tomografía de emisión positrónica (PET), hasta el nacimiento en nuestros días de la medicina genómica y la nanomedicina.

Pero en los casos límite el enfermo tiene que soportar todavía el encarnizamiento terapéutico porque a los médicos y el sistema hospitalario en general no les basta saber que ya no hay posibilidades de recuperación; siguen jugando al adivino, sin querer darse cuenta de la gran complejidad implicada y de que todo, absolutamente todo, está interrelacionado en y con nuestro organismo. Por tanto, cuando se va a corregir algo se debe estar seguro de que esa modificación no afectará negativamente alguna otra función de nuestra economía. Estos adelantos han ejercido gran influencia en el cuidado de los enfermos en fase terminal y han salvado muchas vidas. En los casos en que su aplicación no ha evitado la muerte, han contribuido a variar la forma de morir, tanto para bien como para mal.

Las máquinas para mantener artificialmente la vida, así como todos los demás avances médicos, si bien es cierto que crean algunos problemas –en especial a los pacientes en fase terminal–, se desarrollaron con el propósito de servir a la humanidad. No hay que olvidar que en muchos otros pacientes se han obtenido resultados excelentes, lo que pone de manifiesto que estos medios deben utilizarse de forma adecuada y sin excesos.

Con frecuencia la utilización excesiva de las unidades de cuidados intensivos, más que prolongar la vida, hace que se vea y trate a la persona como una máquina biológica.

Hace algunos años las unidades de terapia intensiva se utilizaban para tratar traumatismos o alguna condición posoperatoria, no para los enfermos en fase terminal. Sin embargo, ahora están repletas de ancianos que padecen males incurables y, en general, de enfermos en fase terminal que no se benefician con la tecnología de punta proporcionada por estas unidades. Si pudieran elegir, casi todos los pacientes no las aceptarían, ya que los privan de su libertad y su dignidad.

El empleo de todos estos aparatos y técnicas de última generación para prolongarle la vida o, más precisamente, la agonía a un enfermo incurable y en fase terminal, a costa de reducir su calidad de vida, es una actitud reprobable y, por qué no, cobarde. Y es que en casos límite querer mantener vivo al enfermo a toda costa es la manera más fácil de evitar tomar decisiones. Ése es el momento de determinar hasta dónde llega lo razonable antes de convertirse en excesivo, así como qué se considera ordinario y cuándo se torna extraordinario, cuándo lo proporcionado se transforma en desproporcionado y, además, quién debe decidir: el paciente, la familia o los médicos.

Si dejamos de pensar en la cantidad de vida y lo hacemos en la calidad, dejaremos de causar una terrible angustia al paciente al prolongarle la agonía y lo liberaremos a él, a su familia y a su comunidad de una carga económica intolerable. Esos recursos médicos podrían aprovecharse mejor si se usan con otros pacientes que sí tengan posibilidades de recuperación, si se deja de mantener cadáveres vivos y se suspende la prolongación antinatural de la vida. Podemos afirmar que en su juramento Hipócrates no se refería a este tipo de práctica, cuando en aquellos tiempos era un crimen moral mantener vivos a seres humanos en un estado de inconciencia.

Si a un enfermo en fase terminal se le administran sedantes tan fuertes que casi pierde el conocimiento y el poco que le queda sólo le sirve para sentir el dolor, ¿será justo sedarlo hasta matar éste, aunque al hacerlo se mate también al enfermo?

En una serie de manipulaciones en las que lo llenan de tubos en orificios naturales y artificiales, lo conectan a máquinas, prolongan su sufrimiento y lo mantienen aislado de sus seres queridos. A la mayoría de las familias de los pacientes le duele que se le quite la oportunidad de estar junto a su ser amado durante los últimos días de su vida. Cuando el enfermo en fase terminal no está en condiciones de aceptar o rechazar un tratamiento, los familiares deben dar su autorización. Cuando el paciente está en plenitud de facultades, es él quien acepta o rechaza el tratamiento que se le propone y el médico no tiene derecho a imponer un tratamiento arriesgado o un nuevo procedimiento sin una causa justa. Además, el médico no está obligado a realizar esfuerzos constantes para prolongar la vida de un enfermo cuando no hay remedio y cuando el paciente así lo ha requerido reiteradamente. Los hombres tienen derechos inalienables que trascienden cualquier consideración científica, cualquier beneficio de terceros y deberían condenarse los abusos cometidos en contra de los derechos de los pacientes.

Cuando existe una mínima esperanza, no es justificable una cirugía que pueda reducir al paciente a una condición vegetativa y condenarlo a pasar años, sí, años, en un ambiente de horror.

Los médicos tienen el deber de salvar vidas, pero, si es posible, también de hacer que la muerte sea más fácil, no acelerarla en forma intencional, pero tampoco prolongarla inútilmente cuando el fin es inevitable.

Si bien los avances de la medicina han solucionado muchos problemas, también han creado nuevos dilemas desde los puntos de vista ético, moral y económico. Es de vital importancia que el cuerpo médico trate al paciente de manera integral y no sólo la enfermedad, siendo sus integrantes más humanos, compasivos y cálidos y no omniscientes científicos, fríos y reservados.

Si el médico aprecia la vida de su paciente y reconoce que sus deseos son lo primero para éste, cometerá menos errores al no considerarlo como un conejillo de indias. Es esencial que se pregunte si a quienes se mantiene con vida más allá de lo razonable no se les está prolongando más bien la agonía y si salvarlos la mayoría de las veces no está fuera de proporción con respecto a las ventajas.

No deben justificarse las extravagancias y esfuerzos tecnológicos en los casos en que todo apunta más a hacer creer a la gente que, a pesar de los gastos colosales y de todos los inconvenientes evidentes, se está haciendo todo lo posible por ellos.

Todavía en la actualidad hay quienes no aceptan que la decisión final es del paciente –cuando esto es posible–, de su familia o de su médico.

En realidad, en la mayoría de los casos el enfermo quiere que lo salven y es muy raro que si es bien tratado, con afecto, solicite la eutanasia.

Sin embargo, se equivocan los que dicen que la familia no tiene derecho a decidir el destino del enfermo, que el médico no debería traicionar su deber de salvarlo, independientemente de la gravedad de la enfermedad, y que la eutanasia no se justifica, aunque el paciente y la familia insistan en ella.

Ahora, gracias a los maravillosos avances de la tecnología y la ciencia médica, máquinas ultrasofisticadas de toda clase mantienen a un enfermo desahuciado en estado de coma durante años. El hecho de que se pueda conservar a la gente casi viva en estado vegetativo durante mucho más tiempo de lo que solía considerarse la crisis final, cambia la clásica escena de una persona en su lecho de muerte en su casa, donde se le despide con palabras solemnes y profundas y con mucho amor de parte de todos sus seres queridos y amigos, por una escena de terror en la que la vemos aislada en la sección de terapia intensiva de un gran hospital, sedada, entubada, rodeada de aparatos y máquinas que la mantienen viva un tiempo o sobrevida extra de bajísima calidad, manipulada las veinticuatro horas del día, inconsciente y con un aspecto infrahumano, a la espera de una muerte también de muy baja calidad.

¿Tú que prefieres, querido lector, morir en casa rodeado de tus seres queridos, con mucho amor, o ir por una sobrevida a un hospital y acabar muriendo después de una larga agonía proporcionada gracias a la alta tecnología, rodeado de máquinas nada amorosas, que nos dan una bajísima calidad de vida y de muerte? Con sinceridad, yo creo que, llegado el momento y contando con la fortuna de poder tomar la decisión (si es que uno no tiene un testamento de vida), sin lugar a dudas preferiría morir en casa y de ninguna manera deseo esa sobrevida, prolongación de la agonía o antesala del infierno que pudiera encontrar en un hospital. Cuando, por desgracia, no existe tal testamento y los familiares y el equipo médico en cuestión permiten el ensañamiento o encarnizamiento terapéuticos al aplicar medios o tratamientos extraordinarios o desproporcionados, finalmente se atraviesa por todo el terror ya descrito antes de sucumbir a una muerte de muy baja calidad.

¿Vale la pena correr el riesgo?

Debatirse entre la vida y la muerte como conejillo de indias cuando las probabilidades de cura son muy escasas, ser sometido a un experimento incompleto y a un tratamiento sumamente desagradable y, por último, alargar la agonía a veces por años, pone de manifiesto que la confianza y la omnipotencia con respecto a la tecnología de punta y nuestro asombro ante tales progresos y prodigios médicos no son tan grandes; incluso a veces puede producir consecuencias desastrosas y parecer más bien una maldición.

Por tanto, no olvides hacer tu testamento de vida ante un Notario Público y con la presencia de dos testigos, aunque en nuestro país todavía no esté legalizado.

¿Cuándo es una bendición la tecnología de punta?

> *No somos simplemente máquinas biológicas*
> *y animales muy evolucionados,*
> *sino también campos de conciencia sin límites,*
> *que trascienden el tiempo y el espacio.*
>
> CHRISTINA GROF

Al responder brevemente esta pregunta terminamos este capítulo, pero antes la respuesta es: la mayoría de las veces la tecnología de punta es útil y podemos considerar a ciencia cierta que en muchos casos es y ha sido una bendición. No obstante, su aplicación debe ser controlada y no hacer uso de ella por el simple hecho de que se puede. Hay que recurrir a ella cuando las necesidades del paciente la justifiquen.

Referencia bibliográfica

1. Richard Taylor, *Medicine Out of Control: The Anatomy of a Malignant Technology*.

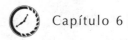

Capítulo 6

El dolor y su control

*Nadie puede redimirle de su sufrimiento
ni sufrir en su lugar.
Su única oportunidad reside
en la "actitud" que adopte al soportar su carga.*

VIKTOR E. FRANKL

El sentido del dolor

La actitud que adoptan las personas frente al dolor varía de acuerdo con sus características orgánicas particulares y también, desde luego, diversos aspectos psíquicos y sociales. Cada situación es única, como única será la respuesta de cada individuo ante el dolor y el sufrimiento. Como se menciona en la frase de Viktor E. Frankl, nadie puede sufrir en lugar del otro, más bien, cada uno debe "cargar su propia cruz".

Para poder enseñar primero tenemos que aprender por nosotros mismos; esto lo señalaba ya hace más de dos mil seiscientos años Siddharta Gautama Buda: "Sólo una cosa enseño: el sufrimiento, sus causas y la forma de sobreponerse a ellas". En consecuencia, muchos de nosotros no deberíamos preocuparnos tanto por lo mucho que sufrimos, sino porque no "sabemos sufrir". Frankl dice: "Cuando un hombre descubre que su destino es sufrir, ha de aceptar dicho sufrimiento, pues ésa es su sola y única tarea", y agrega: "desgraciado de aquel que no vea ningún 'sentido' en su vida, ninguna meta, ninguna intencionalidad y, por tanto, ninguna finalidad en vivirla, ése está perdido".[1]

El dolor es una señal que emite nuestro organismo y puede ser físico, o bien, moral o espiritual (dolor existencial). Por el dolor podemos llegar a conocernos mejor e incluso descubrir que nuestro sufrimiento tiene un significado o sentido profundos.

La función del dolor es limitar el daño que podemos experimentar. Por eso está presente en casi todas las enfermedades y en condiciones normales. Es una señal de alarma que nos dice que algo anda "mal". Por eso, el dolor se alivia en cuanto eliminamos la causa o causas que lo producen. Como veremos, el dolor físico puede reducirse o eliminarse siguiendo las recomendaciones de la Organización Mundial de la Salud en su "escala o progresión analgésica".

Dolor total

Uno no muere de amor,
si primero no ha muerto de dolor.

PATTY HERMAN

La doctora Cicely Saunders[2] ideó el concepto de dolor total y lo definió como sigue:

El dolor parte no sólo de un estímulo físico sino también de la compleja interacción de varios factores, como los estados emocionales, el desarrollo espiritual, el acondicionamiento cultural, el temor a la enfermedad causante del dolor, el temor a que la muerte sea la consecuencia final, y la percepción de la propia condición en relación con la causa del dolor. Además de la percepción de las circunstancias totales de la vida, la forma como aprendimos a relacionarnos con el dolor en la infancia, la fatiga e incluso en algún momento, el grado de distracción del dolor, influyen en la sensación.

De tal manera, el grado de distracción del dolor que se puede lograr por medio de la música, el ruido blanco y la hipnosis pueden elevar el umbral del dolor, en tanto que el miedo, el estrés y la fatiga pueden disminuirlo considerablemente. Por eso es recomendable que quien sufre dolor crónico aprenda a concentrarse en actividades absorbentes para lograr reducirlo, dado que el dolor de este tipo muchas veces es consecuencia de una mala comprensión de la fuente o fuentes del mismo.

El dolor crónico es avasallador; cuando se presenta, su agudeza y constancia acaban por aislar al enfermo y alejarlo de todo contacto, lo cual puede destruir su personalidad e impedirle todo tipo de reflexión o crecimiento espiritual. Por tanto, cualquier acción encaminada a aliviarlo deberá practicarse con mucho cuidado de no alterar las facultades mentales.

Además, es muy útil rodear al enfermo crónico y en fase terminal de amigos, familiares, médicos y enfermeras dispuestos a brindarle cariño y comprensión, lo cual ayuda mucho a aliviar el dolor.

Pero, por desgracia, lo que sucede es todo lo contrario: en cuanto un enfermo es declarado desahuciado, momento en el que debería ser visitado con más frecuencia, los médicos casi siempre lo abandonan.

No importa cuánto sea el conocimiento del profesional de la medicina; si no tiene tiempo para charlar, escuchar, ser amable y cariñoso con un enfermo en fase terminal, no sabe nada del beneficio de ese tiempo, y de ese amor, amor que en tales momentos es la única prescripción que necesita el enfermo.

Control del dolor físico

Hace mil años mi vecino me dijo:
"Odio la vida, porque está llena de dolor".
Y ayer pasé por un cementerio
y vi a la vida danzar sobre su tumba.

GIBRÁN JALIL GIBRÁN

Un programa para controlar el dolor físico deberá tener como objetivos principales prevenir, controlar y suprimir el dolor físico del enfermo en fase terminal. Para lograrlo se requiere –siempre que sea posible– el consentimiento del paciente. Así éste sentirá que participa al ser tomado en cuenta y podrá mantener una calma relativa, lo que muchas veces redunda en mayores posibilidades de éxito.

Para que al prevenir, controlar y suprimir el dolor físico se impida su recuerdo y el temor de que reaparezca, debemos considerar antes las recomendaciones hechas por la Organización Mundial de la Salud (OMS), incluidas en su progresión o escala analgésica. Ahora bien, siempre que se planee llevar a cabo esta progresión, es fundamental hacerlo bajo control y supervisión de un médico –de ser posible, especializado en medicina del dolor o algólogo–, quien deberá usar técnicas comparativas para cubrir de la manera más satisfactoria posible las necesidades del paciente.

La progresión o "escala analgésica" va en grado ascendente a partir de los medicamentos no opiáceos –como el ácido acetilsalicílico y el paracetamol– a los opiáceos suaves –como la codeína y la dihidrocodeína–, hasta llegar a los opiáceos fuertes –como la morfina y la heroína–. Todo ello, de ser posible, sin provocar somnolencia o alterar la capacidad de comunicación del enfermo crónico y en fase terminal. También deberán evitarse las insuficiencias relacionadas con una intoxicación medicamentosa.

Una de las labores más importantes por realizar con este tipo de enfermos es proporcionarles, en forma paralela al tratamiento descrito, la mayor comodidad posible, con miras a impedir la angustia y el insomnio. Claro está, ello debe aunarse a la administración de ansiolíticos derivados de las benzodiacepinas y los carbamatos y, en los casos más graves, antidepresivos con efecto sedante y ansiolítico.

En algunos de estos pacientes, uno de los síntomas más molestos y sumamente angustiosos es la obstrucción faringo-traqueal, la cual es preciso aliviar o suprimir. Esto se logra mediante la intubación de la tráquea y la administración de atropina, escopolamina e incluso corticoides para disminuir la hipersecreción bronquial. También es necesario combatir de manera eficaz el estreñimiento, los vómitos, la deshidratación, la tos, las náuseas, etcétera.

Suele criticarse la actuación de algunos médicos a quienes sólo les preocupa la enfermedad que tratan, en tanto que olvidan el bienestar general del paciente. Así, se quedan estancados y no toman la decisión de pasar de la curación que ya no procede a la acción paliativa; en palabras más sencillas, éstos no saben cuándo ya no es posible curar y sólo es necesario cuidar.

Nivel de conciencia

¿Quién le enseñó todo esto, doctor?
La respuesta fue instantánea: el sufrimiento.

ALBERT CAMUS

La finalidad de controlar el dolor físico es incrementar el nivel de conciencia del enfermo en fase terminal y hacer que se halle más cómodo. El dolor de cada individuo es personal y se basa también en sus experiencias y expectativas de vida, así como en los demás factores que lo constituyen. De ahí que no siempre funcionen las reglas generales para reducir el dolor o acabar con él.

Al aliviar el dolor existencial también se "reduce" el dolor físico; por ende, como dice Albert Camus en *La peste*, el dolor –y en particular el sufrimiento, que es el componente psíquico del dolor– puede ser el mejor maestro de la vida.

Referencias bibliográficas

1. V.E. Frankl, *El hombre en busca de sentido*, 1996.
2. C. Saunders, "The Care of the Dying Patient and his Family", en *Ethics in medicine*, 1977.

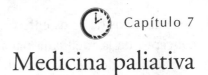

Medicina paliativa

*Nadie puede ser totalmente conocedor
de la esencia de otro ser humano si no le ama.*

VIKTOR E. FRANKL

La medicina paliativa, encaminada a controlar el dolor y otros síntomas desagradables proporcionando una mejor calidad de vida, entra en acción cuando se trata a enfermos en fase terminal que ya no tienen cura y en cuyo caso se ha comprobado que las acciones terapéuticas son inútiles. Resulta difícil para los médicos determinar y, sobre todo, reconocer que tanto ellos como la medicina no pueden hacer más por su curación y esto lo traducen en un fracaso. Pero el paso de la atención curativa a la paliativa no es sencillo porque siempre, aun sabiendo que un paciente no tiene cura, es necesario cuidarlo y aliviarlo, es decir, atenderlo pretendiendo darle comodidad y confort, sin intentar alargarle la vida sin consideración.

El término paliar se deriva del latín *paliare* y significa tapar, encubrir, disimular.

La medicina paliativa es la rama de la medicina que se encarga de disimular, mitigar y moderar el rigor o la violencia de ciertos procesos. Es una concepción muy antigua y complementaria de la medicina curativa y constituye una terapia de soporte muy importante cuya aplicación no se limita a los enfermos crónicos y en fase terminal. Los cuidados paliativos de estos enfermos representan un aspecto del concepto de la medicina paliativa que abarca, como ya vimos, el sentido y el control del dolor, así como otros factores, mismos que deben tomarse en cuenta desde el momento del diagnóstico y al iniciar el tratamiento prescrito por el médico.

En medicina paliativa, el objeto de estudio es el enfermo y el respeto de su dignidad; no representa un número de cama en un hospital o en una serie de ensayos clínicos.

La dignidad humana se fundamenta en la libertad, libertad que significa la voluntad para hacer o no un acto, para cumplir o abandonar nuestras metas y, por último, para determinar la dirección o el "sentido" de nuestra existencia.

La medicina paliativa forma parte de una concepción antropomédica que considera al enfermo como un ente integral en busca de remedio. Pero, para encontrar el tratamiento correcto, es indefectible concebirlo en un marco holístico, es decir, considerando sus consecuencias físicas, psíquicas, económicas y sociales.

Este enfoque holístico deberá basarse en una comunicación eficaz con el enfermo, su familia y su entorno.

Si se desea que la terapia sea efectiva, es necesario combinar el tratamiento medicamentoso con dieta y apoyo psíquico, y esto sólo puede lograrse mediante una profunda comprensión de la naturaleza humana, misma que debiera imperar en todo el ámbito de la medicina.

Los equipos de profesionales dedicados a atender a enfermos en fase terminal deben ser multidisciplinarios e interdisciplinarios: médicos, enfermeras y trabajadores sociales, psicólogos, tanatólogos y guías espirituales. Para el buen desarrollo de la medicina paliativa es de importancia primordial la comunicación entre todos los integrantes del equipo que constituye la unidad que administrará los cuidados paliativos y que analizaremos a continuación.

Unidad de cuidados paliativos

El paso del tiempo va desgastando a los hombres,
hasta que el cuerpo no habla de otra cosa
sino de cansancio, dolor y sufrimiento.

SIDDHARTA GAUTAMA BUDA

La complejidad del debate sobre la eutanasia ha "conmovido" tanto valores humanos como culturales y sociales que son considerados fundamentales para nuestra civilización. Entre ellos destaca el valor sagrado de la vida humana y la lucha contra la enfermedad. Cuando el médico está en presencia de un enfermo en fase terminal, le es difícil reconocer que ya no es posible curarlo, que es necesario cambiar las acciones curativas que formaban parte del "arsenal de tratamientos" mientras había esperanzas de recuperación por la dedicación a cuidarlo y aliviarlo al entrar a una fase que anuncia el preludio del fin.

La transición es difícil, tanto para el equipo médico como para la familia, pues la ausencia de tratamientos útiles induce sentimientos de impotencia y pérdida de la confianza en obtener una mejoría.

Los cuidados paliativos están encaminados a controlar los síntomas físicos molestos y a aplicar ciertas técnicas que permitan al paciente vivir con comodidad y confort, manteniendo la calidad de vida más alta posible. Estos cuidados han recibido el nombre de atención permanente y abarcan las necesidades psíquicas, espirituales y sociales, proporcionando apoyo al enfermo y a sus familiares.

Según la Organización Mundial de la Salud,[1] los cuidados paliativos se definen de la siguiente manera:

El cuidado total de los pacientes cuya enfermedad no responde al tratamiento activo con finalidad curativa. El control del dolor y otros síntomas físicos, así como la atención de los problemas psicológicos, sociales y espirituales, son de especial relevancia. El objetivo de los cuidados paliativos es conseguir la mejor calidad de vida para el paciente y su familia. Muchos de los aspectos de los cuidados paliativos deben emplearse en estadíos más precoces de la enfermedad, en combinación con tratamientos activos de índole curativa.

Entre los cuidados paliativos, un elemento importante es el lugar donde el enfermo desea que ocurran la fase final de su enfermedad y la muerte. Sabiendo sus deseos, deben respetarse, claro está, hasta donde sea posible.

La Unidad de Cuidados Paliativos deberá estar constituida por un equipo multi e interdisciplinario con personal médico, enfermeras, trabajadores sociales, psicólogos, tanatólogos y guías espirituales que hayan tomado cursos de tanatología. Los servicios deberán estar disponibles las veinticuatro horas del día durante los trescientos sesenta y cinco días del año. Su finalidad será disminuir el sufrimiento del paciente en fase terminal, aliviar sus síntomas, proporcionarle comodidad y confort y brindarle apoyo emocional a él y a su familia.

El "binomio multi e interdisciplinario" es un conjunto de representantes de diferentes disciplinas que interactúan para la solución de un dilema complejo; comprende una gran gama de acciones sincronizadas y sucesivas. Un equipo de especialistas que conforme una de estas unidades deberá idear programas, estrategias y métodos, y conseguir los medios para enfrentar los problemas del enfermo en fase terminal. Esta labor titánica también implica a personal técnico y paramédico, así como familiares y amigos del paciente. Para concluir el tema, queremos destacar, de la definición de la Organización Mundial de la Salud, los tres puntos siguientes que resaltan lo que son los cuidados paliativos:

• Cuidados "totales" al enfermo y a la familia.
• Atención a las necesidades físicas, psíquicas, sociales y espirituales.
• Pueden continuar hasta el duelo.

La enfermedad terminal

*Cada moribundo no sólo aprende y recibe tu ayuda,
sino que además está siendo al mismo tiempo tu maestro.*

ELISABETH KÜBLER-ROSS

Cuando se recibe el diagnóstico de "enfermedad terminal", el enfermo y su familia experimentan un intenso sufrimiento. Durante este período existen tres modalidades de asistencia al enfermo: en su propio domicilio, en un centro especializado para tal fin, al cual le dedicaremos el capítulo 10, llamado clínica terminal, *hospice* u hospicio, en el sentido que le da la doctora Cicely Saunders, creadora del concepto de "dolor total"; y en el hospital donde ha sido tratado.

Enviar al enfermo en fase terminal a casa es válido por razones humanitarias; es difícil encontrar mejor compañía que los seres queridos, en un ambiente cálido y quizá con la posibilidad de combinar todo tipo de cuidados y confort.

En estos casos de enfermedad terminal, y tomando en cuenta que ésta puede durar varias semanas, podrían presentarse síntomas alarmantes que provoquen ansiedad y sufrimiento y muchas veces sentimientos de culpa a los familiares. Debido a lo anterior, existe una cierta resistencia a que el desenlace ocurra en casa del enfermo; la presencia de estos síntomas hace que esta alternativa no sea viable, a menos que se disponga de un buen "sistema de atención domiciliaria". Siempre debemos dejar abierta la posibilidad de trasladarlo a un hospital, por si surgiera una complicación intratable, ya que sin ayuda especializada es muy difícil organizarse en el hogar, aun para efectuar maniobras tan simples como la hidratación parenteral y los cuidados antiescaras.[2] La segunda posibilidad es que sea atendido en un *hospice* (equivalente anglosajón de clínica terminal), centro que favorece la presencia "constante" de la familia alrededor del enfermo y donde se ofrecen los "cuidados paliativos específicos" para cada caso. El trabajo multi e interdisciplinario de la unidad de cuidados paliativos de estos *hospices* se centra en la calidad de vida y el control de los síntomas indeseables. La tercera modalidad es continuar en el hospital o clínica donde se ha tratado al enfermo antes. Esta modalidad es la más utilizada en la actualidad, aunque hay un cierto "retorno" a casa, siempre y cuando haya asistencia domiciliaria. El Instituto Mexicano del Seguro Social (IMSS) ofrece un servicio para tal fin llamado Atención Domiciliaria a Enfermos Crónicos y en Fase Terminal (ADEC). Para ello cuenta con un equipo multi e interdisciplinario de médicos, enfermeras, psicólogos, trabajadores sociales, tanatólogos y guías espirituales.

Referencias bibliográficas

1. *Public Health Management*, 2002.
2. Consisten en poner suero y aplicar tratamientos para evitar las llagas (también llamadas escaras).

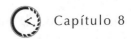

Capítulo 8

Calidad de vida y calidad de muerte (los tres últimos días)

*La vida y la muerte se encuentran
en la misma escala del ser,
mas por encima de ambas hay ciertos valores.
La presencia de la muerte da sentido
y, aún más, contenido a la vida.
No morimos, pues, en un instante último,
sino que la muerte es un elemento
continuamente formador de nuestra existencia.*

GEORGE SIMMEL

Calidad de vida

Si bien los enfermos crónicos y en fase terminal no vivirán mucho más, por lo menos debemos procurar que vivan lo mejor posible, y con miras a valorar hasta qué grado lo estamos logrando, ha surgido un nuevo criterio para elegir qué medidas debemos adoptar cuando la calidad de vida es nuestro objetivo principal. El concepto de calidad de vida, que es muy vago, se confunde con los de felicidad y comodidad, además de que se encuentra en un ámbito que permite el desarrollo de las aspiraciones racionales de un ser humano.

La calidad de vida es la suma de circunstancias susceptibles de ser modificadas que permiten el desarrollo de algunas aspiraciones del individuo.

En el caso de los enfermos en fase terminal, para quienes no hay una posibilidad racional de incrementar su cantidad de vida, la preservación de su calidad de vida se convierte en el objetivo prioritario y casi siempre único. Querer obtener cantidad de vida donde ya no es posible es una actitud injustificable y a veces agresiva –como cuando se presentan el ensañamiento o encarnizamiento terapéuticos– que deja de ser científica y ética, ya que da al traste con la calidad de vida.

Sin lugar a dudas, una de las medidas más importantes que debemos elegir para lograr una mejor calidad de vida con pacientes en fase terminal es la comunicación.

La comunicación resulta un elemento fundamental en las relaciones humanas; por ello, el equipo médico y el enfermo deben compartir la misma realidad. La comunicación es una práctica diaria que, en el caso de enfermos en fase terminal, se ve obstaculizada. Y es que la cercanía de la muerte y el proceso de morir producen en quienes los cuidan reacciones psíquicas que directa o indirectamente evitan la comunicación tanto con el enfermo (cuando ésta es posible) como con sus familiares.

Por desgracia, nuestra sociedad actual da la espalda a la muerte y cuando alguien se acerca a ella, al negar la misma se intenta poner al moribundo fuera de nuestras fronteras, aun antes de que ocurra el deceso.

Acompañar y apoyar al moribundo es una labor muy agotadora, estresante y demandante. Pero, sin lugar a dudas, es la obra más valiosa que un ser humano puede hacer por otro.

Los integrantes del equipo multi e interdisciplinario a cargo del enfermo en fase terminal deberán ser buenos comunicadores y capaces de percibir cualquier señal de solicitud de ayuda por parte del enfermo; de lo contrario, después de repetirla varias veces sin recibir respuesta, éste se aislará y será más difícil establecer de nuevo la comunicación.

Cuando tanto el equipo de salud como los familiares eluden responder de manera directa y esquivan la mirada, el contacto físico disminuye y el lenguaje se vuelve complicado o demasiado simple. Entonces el paciente se da cuenta de que se le ha abandonado y cae en un aislamiento que no debemos confundir con aceptación.

Puesto que el control de síntomas sin una buena comunicación se torna sumamente difícil, mantener la mejor calidad posible de comunicación redundará en una mejor calidad de vida. El paciente en fase terminal necesita más que nunca que quienes lo rodean reconozcan y compartan su condición, y si no hay esa comunicación, surge el distanciamiento. Además, su confianza debe ganarse y aumentarse con tolerancia, simpatía, afecto, cariño y amor.

En la mayoría de los casos los integrantes del equipo de salud no reciben el entrenamiento mínimo necesario en técnicas de comunicación, que les serán indispensables para su actividad diaria, ya que, tristemente, con frecuencia deberán dar malas noticias, responder a preguntas difíciles, informar sobre diagnósticos, escuchar a familiares, así como soportar e intentar entender los silencios del enfermo. En esencia, la comunicación consiste en "aprender a escuchar", dado que el aprendizaje del lenguaje se origina en esta capacidad y no en la de hablar. Los animales se comunican, pero sólo el hombre aprende a hablar escuchando. Para comunicarnos con eficacia es necesario primero escuchar: si no escuchamos, no hay diálogo.

Escuchar se considera un arte que se aprende como los demás, pero requiere una gran inversión de energía, pues hay más ocasiones de escuchar que de hablar –al menos el doble, por eso tenemos dos orejas y una sola boca–. A un enfermo en fase terminal es muy importante escucharlo adecuadamente, sentados al lado de él o en su cama, nunca de pie y mucho menos con los brazos cruzados. Si lo escuchamos con atención, sabremos cuáles son las respuestas que necesita recibir y si está en condiciones de hacerlo; por ello debemos escuchar no sólo lo que dice, sino también la manera como lo dice.

La comunicación no verbal es de suma importancia: con ella podemos expresarnos y *hablar en voz más alta y fuerte* que con la comunicación verbal. Al escuchar debemos procurar no interrumpir; si lo hacemos y nos permitimos caer en la incontinencia verbal, ésta no nos permitirá escuchar bien. Si escuchamos bien, percibiremos, interpretaremos, evaluaremos y responderemos de manera adecuada. Además, debemos sentir, oír y captar expresiones y gestos corporales, así como interpretar y evaluar para responder bien y atinadamente.

Oír es distinto de escuchar. El primero es un acto pasivo y automático, en tanto que el segundo es un acto de atención activa del cual podemos derivar preguntas y respuestas. Al escuchar al paciente o a nuestro familiar nos enteraremos de qué es importante para él, lo cual quizá no se relacione con lo que suponemos. Y no sólo eso: escuchar es en sí un acto terapéutico y a veces suficiente para elevar la autoestima y reducir la tensión del enfermo, ayudarle a liberar sus sentimientos y enfrentar mejor el problema, y –por qué no– incluso cooperar en su tratamiento. Es muy importante saludar al enfermo por su nombre y, de ser posible, darle la mano, presentarse, explicar la razón de la visita, sentarse para escucharlo, dejar que tome decisiones, mirarle a los ojos y procurar que las visitas sean regulares, hasta que por fin se establezca la comunicación.

Las manifestaciones no verbales o "lenguaje corporal" acentúan la expresión verbal. Al tratar a enfermos que no pueden comunicarse verbalmente hay que poner especial atención a sus expresiones faciales, gestos, postura y mirada. El tacto es muy útil para demostrarle confianza, seguridad, apoyo y no abandono; darle la mano, tocar su hombro, secarle la frente, abrazarlo, colocarle bien la almohada, etcétera, son cuidados y atenciones de enorme importancia para el enfermo en fase terminal, ya que representan un testimonio claro de nuestra preocupación, afecto, cariño, amor y agradecimiento por compartir sus sentimientos más profundos.

Estar muy cerca del enfermo nos permite mantener contacto ocular y éste intensifica el intercambio de emociones, que pueden ser tanto preocupaciones como esperanzas. Participar en este tipo de intercambios hace que la comunicación sea no sólo verbal o escrita, sino también mediante el modo de pararse, sentarse, ver, escuchar. Todo ese conjunto de actitudes, que se denomina lenguaje corporal, por lo general es más importante que el hablado. De ahí la importancia de recordar que nuestra actitud y nuestro silencio significan mucho para el enfermo.

En lo que se refiere a la familia, la comunicación con ésta es difícil y tensa, ya que sus integrantes no sólo contemplan la enfermedad, sino que la viven con su enfermo. Día con día son testigos del sufrimiento de su ser querido y padecen el estrés que se genera y llega al "desbordamiento emocional", lo que puede dar lugar a la claudicación y al eventual abandono del enfermo. Así como las pérdidas continuas, la negación y el duelo anticipado agotan el tiempo y la dedicación de la familia, la buena comunicación, el apoyo y la información permanentes facilitan su adaptación.

Toquemos ahora el tema de la información; el paciente tiene derecho a saber con claridad y objetividad sobre su enfermedad, tratamiento y pronóstico. Para ello, lo más conveniente es seguir el "método de la verdad soportable y dosificada", dicha, además, en términos comprensibles para él y sus familiares. Ahora bien, el enfermo puede rehusarse a conocer esta información y debemos respetar su decisión de no ser enterado de ella.

Callar la verdad no evita que se conozca y ocultarla revela más que comunicarla.

Si el equipo de salud, el enfermo y la familia no comparten la misma información surge lo que en medicina paliativa se denomina "muro de silencio". Éste impide que el enfermo tome decisiones, que la familia le ayude y que el equipo de salud lleve a cabo un tratamiento de alivio adecuado de los síntomas. Tal situación reduce significativamente la calidad de vida del enfermo.

Calidad de muerte (los tres últimos días)

> *Lo que más vale la pena*
> *de la humanidad es la pasión*
> *de luchar por la vida.*
>
> NENTHUM

En las décadas recientes ha surgido el concepto de "calidad de muerte", definida como "la calidad de vida que experimenta el enfermo en los tres últimos días de su existencia".

K. Walston y otros[1] presentan la definición anterior y un instrumento que diseñaron para evaluar la "calidad de muerte", tomando en cuenta los siguientes objetivos:

- Que el enfermo se encuentre en el lugar deseado para su muerte.
- Ser un agonizante físicamente capaz de hacer lo que desee.
- *No padecer dolor.*
- Sentirse en paz con Dios, consigo mismo y con el entorno.
- Participar en las actividades diarias habituales.
- Ser capaz de permanecer en el hogar tanto tiempo como desee.
- *Morir dormido*, sin conciencia.
- Sentirse en plenitud de facultades.
- Completar alguna tarea que considere importante.
- *Ser capaz de aceptar la muerte.*
- Vivir hasta que ocurra un acontecimiento que considere crucial.

Para alcanzar algunos de los objetivos mencionados, el médico necesitará controlar los síntomas del paciente, mantener una buena comunicación, brindar apoyo emocional y poseer la capacidad necesaria para resolver los problemas que se presenten. Asimismo, identificar con precisión sus necesidades, preocupaciones y problemas, para lo cual no hay que suponer nada; lo más importante, de ser posible, es preguntar al enfermo. Con respecto al dolor que experimentan los enfermos en fase terminal la doctora M. Baines[2] señala:

Es bastante excepcional que el dolor sea producido únicamente por factores no físicos; sin embargo, los problemas emocionales y sociales exacerban frecuentemente el dolor y, de hecho, se establece un círculo vicioso en que el dolor físico conduce a la ansiedad y a la depresión y éstas, a su vez, disminuyen el umbral para experimentar las sensaciones dolorosas.

En la actualidad los especialistas en psiquiatría y psicología colaboran para comprender el malestar emocional de estos enfermos y proponen tratamientos y estrategias más precisos.

Para determinar el grado de calidad de vida y, en los tres últimos días, de calidad de muerte, contamos con las ocho Escalas Análogo-Visuales (Edmonton Symptom Assesment System o ESAS),[3] con las cuales se evalúan las condiciones siguientes:

- Dolor
- Náusea
- Depresión
- Ansiedad
- Somnolencia
- Apetito
- Bienestar
- Ahogo

Otra forma sencilla de evaluar el grado de calidad de vida y calidad de muerte es el método de la percepción diferencial de la duración del tiempo, que consiste en lo siguiente: cuanto más largo le parezca el tiempo transcurrido al enfermo, menor bienestar experimentará y, por el contrario, cuanto más corto le parezca, mayor será el grado de bienestar. Este método, además de ser sencillo, no plantea problemas éticos.

Lograr elevar el bienestar de los enfermos en fase terminal es el objetivo principal de la medicina paliativa y hacer que se alcance dicho objetivo, aunque el enfermo finalmente muera, sin duda representa un éxito terapéutico.

Referencias bibliográficas

1. K. Walston, C. Burger, A. Smith y R. Baugher, *Comporting the Quality of Death for Hospice and Non-Hospice Cancer Patients*.
2. M. Baines, *Tackling Total Pain*, Hospice Saint Christopher.
3. Bruera, E., *et al.*, "The Edmonton Symptom Assesment System (ESAS): a simple method for the assessment of palliative care patients", 1991.

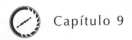

Capítulo 9

La eutanasia desde diversas perspectivas

El hombre no se destruye por sufrir.
El hombre se destruye por sufrir sin ningún sentido.

VIKTOR E. FRANKL

Eutanasia y logoterapia

El término logoterapia proviene de la raíz griega *logos*, que significa: sentido, significado, propósito, tratado, discurso, etcétera. La logoterapia, también denominada "la tercera escuela vienesa de psicoterapia", se centra en el significado de la existencia humana, y en la búsqueda de dicho sentido por parte del hombre, que, de acuerdo con esta escuela, es su primera motivación. Así como el psicoanálisis freudiano se centra en el principio de placer o la voluntad de placer y la psicología de Adler en la voluntad de poder, la logoterapia se centra en la voluntad de sentido.

La búsqueda del sentido de la vida es una fuerza primaria; sólo al encontrarlo el hombre alcanza un significado que satisfaga su voluntad de sentido. De tal modo, *logos* o *sentido* no es sólo algo que nace de la propia existencia, sino algo que le hace frente.

La voluntad de sentido puede también frustrarse y en ese caso la logoterapia nos advierte que estamos en presencia de una frustración existencial.

Con la logoterapia se penetra en la dimensión espiritual de la existencia humana. De hecho, *logos* quiere decir también espíritu, por lo que, en términos espirituales, la logoterapia considera temas como la aspiración humana a una existencia significativa y la frustración de este anhelo. El interés por lo que la vida tenga de valiosa es una angustia espiritual, pero no una enfermedad.

La logoterapia ayuda al paciente a encontrar el sentido de su vida

La logoterapia se enfoca hacia el futuro y al aplicarla el paciente tendrá que enfrentar el sentido de su propia vida, corrigiendo y orientando su conducta.

El doctor Viktor E. Frankl,[1] principal representante de la tercera escuela vienesa de psicoterapia y creador de la logoterapia, sostiene:

> Y yo me atrevería a decir que no hay nada en el mundo capaz de ayudarnos a sobrevivir, aun en las peores condiciones, como el hecho de saber que la vida tiene sentido.

Y añade que hay mucha sabiduría en Nietzsche cuando dice: "Quien tiene un por qué para vivir puede soportar casi cualquier cómo". Los campos de concentración nazis fueron testigos de que los más aptos para sobrevivir eran los que sabían que les esperaba una tarea por realizar.

Continúa Frankl:

> En cuanto a mí, cuando fui internado en el campo de Auschwitz me confiscaron un manuscrito listo para su publicación y no cabe duda de que mi profundo interés por volver a escribir el libro me ayudó a superar los rigores de aquel campo.

El creador de la logoterapia afirma que hasta cierto grado la tensión interna es indispensable para el bienestar mental:

Lo que el hombre realmente necesita no es vivir sin tensiones, sino esforzarse y luchar por una meta que le merezca la pena.

Así como es benéfico saber el sentido de nuestra vida, el sentimiento de que la nuestra carece total y definitivamente de éste influye en forma nociva para atraparnos en un "vacío existencial", el cual se manifiesta sobre todo como un estado de tedio, de aburrimiento, de hastío, y representa uno de los problemas que más llevan a visitar al psiquiatra.

¿Quién puede responder cuál es el sentido de la vida? Quizá nadie pueda hacerlo en términos generales, ya que éste difiere de una persona a otra y de un momento a otro. Entonces, más que buscarle un sentido abstracto a la vida, hay que buscar la misión que cada uno tiene que cumplir. En última instancia, la cuestión del significado de la vida representa un reto que cada hombre debe resolver por sí solo. En consecuencia, la logoterapia considera que la esencia íntima de la existencia humana reside en su capacidad de ser responsable.

En la logoterapia se pretende que el paciente sea consciente de sus responsabilidades y que él sea quien decida por qué o ante quién se considera responsable. La función del logoterapeuta es ampliar el campo visual del paciente y la logoterapia no le impone ningún juicio, pues la verdad se impone por sí misma. En esta terapia la autorrealización no es la verdadera meta de la existencia humana porque, cuanto más se esfuerza el hombre por conseguirla, más se le escapa; porque, en la medida en que el hombre cumple el sentido de su vida, en esa misma medida se autorrealiza. En otras palabras, la autorrealización no se alcanza cuando es considerada como un fin sino cuando se contempla como efecto secundario de la propia trascendencia.

Lo que es el sentido de la vida puede descubrirse por tres caminos:

- Al realizar una acción.
- Al tener algún principio.
- *Por el sufrimiento.*

En el primer camino el medio para llegar al cumplimiento es obvio.

En el segundo el medio sería, por ejemplo, el amor. Frankl[2] dice:

> El amor constituye la única manera de aprehender a otro ser humano en lo más profundo de su personalidad... nadie puede ser totalmente conocedor de la esencia de otro ser humano si no le ama.

En logoterapia el amor es un fenómeno primario para encontrar el sentido de la vida.

El tercer camino es por el sufrimiento; aquí lo más importante es la actitud hacia él, de cargar con él. Según Frankl, en cierto modo el sufrimiento deja de serlo en el momento en que encuentra un sentido, como puede serlo el sacrificio.

Acerca del postulado de la logoterapia de que que el principal interés del hombre no es tanto encontrar el placer o evitar el dolor, sino encontrarle sentido a la vida, Frankl[3] –que tanto habló y escribió acerca de ello–, comentó en una entrevista en 1988:

> El dolor debe ser eliminado siempre que sea posible. Pero existen dolores que no se pueden eliminar; entonces, cuando no se puede cambiar nada de la situación, soy yo el que tengo que cambiar mi actitud ante la situación que vivo, y cambiando yo mismo, creciendo, madurando, con esa situación, me hago más fuerte y valiente para vivir el sufrimiento con fortaleza y dignidad.

La eutanasia niega a los hombres, por ejemplo, la posibilidad de vivir momentos heroicos. Hasta la muerte es buena, porque si no existiera no haríamos nada en la vida, "lo dejaríamos todo para después, aplazaríamos todo para otro día".

El hombre doliente experimenta con más intensidad la finitud de la vida; se encuentra en un momento muy significativo de la suya, en el que puede comprender lo que es y lo que no es importante. En logoterapia se considera que el dolor puede contribuir al perfeccionamiento de la persona, debido a que le ayuda a preguntarse por el sentido de la vida. La posición de Frankl[4] y la de la logoterapia con respecto a la eutanasia es la siguiente:

> Un individuo psicótico incurable puede perder la utilidad del ser humano y conservar, sin embargo, su *dignidad*. Tal es mi credo psiquiátrico. Yo pienso que sin él no vale la pena ser psiquiatra. ¿A santo de qué? ¿Sólo por consideración a una máquina cerebral dañada que no puede repararse? Si el paciente no fuera algo más, la eutanasia estaría plenamente justificada.

En su sentido etimológico, la palabra *dignidad* implica elevación, honor, nobleza. Kass dice: "No hay nada de dignidad en el proceso fisiológico de la muerte, sino en el modo en que éste se afronta. Morir con dignidad no consiste sólo en la ausencia de tribulaciones externas; la dignidad frente a la muerte no se confiere desde el exterior, sino que nace de la grandeza de ánimo de quien se encuentra en ese trance".

En muchos casos la adversidad hace que salgamos de nuestro mundo y nos abramos al mundo de los demás. La muerte digna es, en esencia, una actitud digna ante el último momento.

Como manifiesta el creador de la logoterapia:[5]

Después de todo, el hombre es ese ser que ha inventado las cámaras de gas de Auschwitz, pero también es el ser que ha entrado en esas cámaras con la cabeza erguida y el Padre Nuestro o el Shema Israel en los labios.

Eutanasia y religión

> *Yahvé: No permanecerá para siempre*
> *mi espíritu en el hombre,*
> *porque no es más que carne;*
> *que sus días sean ciento veinte años.*
>
> GÉNESIS: 6,1

¿Cómo consideran las grandes religiones la eutanasia?

El judaísmo está fundamentado en la Biblia hebrea, la cual consta de veinticuatro libros divididos en tres secciones. La primera, el Pentateuco o Torá, contiene básicamente los preceptos legales en cinco libros: Génesis o *Bereshit*, Éxodo o *Shemot*, Levítico o *Vayikrá*, Números o *Bamidbar*, y Deuteronomio o *Dvarim*.

Estos cinco libros se denominan Escritos sagrados o *kitbe, kodesh* o Torá escrita (*Mikrá*). Por otro lado, existe la Torá oral (*Mishná*). Ésta, más su explicación o comentario (*Guemará*), constituye el estudio de la ley o *Talmud Torá*.

Los comentaristas más recientes del Talmud son los denominados Amoraim, agrupados en dos escuelas: la Escuela Palestina, creadora del Talmud de Jerusalem, y la Escuela Babilonia, creadora del Talmud de Babilonia.

En España se realizaron códigos legales, como el de Isaac Alfassi en el siglo XI, y un siglo después Maimónides escribió el más completo código de derecho talmúdico, conocido como segunda Torá: Mishne Torá, en la cual dice:

> El moribundo debe ser visto bajo todos los aspectos como una persona viviente y el que lo toca ocasionándole la muerte es culpable de derramar sangre.

En la Edad Media, en el libro de los Hasidim (Sefer Hasidim), se rechaza la eutanasia activa voluntaria:

> Si uno sufre una penosa agonía y le dice a otro: "Ves que no viviré, mátame porque soy incapaz de soportar esta aflicción", se le exhorta al interpelado a que no toque al paciente.

También en el Sefer Hasidim se comenta la legalidad del suicidio eutanásico:

> Aun cuando un individuo sea visitado por un gran sufrimiento y sepa que no sobrevivirá por mucho tiempo, le está prohibido matarse a sí mismo.

En otro relato talmúdico se pone de manifiesto que, aunque no existe una obligación de remover cualquier medio artificial que prolongue la vida del moribundo, está permitido hacerlo.

En las discusiones talmúdicas se habla de la eutanasia en relación con la pena de muerte a criminales. El amor al prójimo se ejercitaría en la muerte del criminal aplicándole una muerte buena o rápida (*Mitah Yaffa*), que suavizaría en tiempo y en grado el dolor del criminal.

Según el Talmud, moribundo es aquel paciente que no puede tragar su propia saliva y cuyo estado se presume que no puede prolongarse más de tres días. Pues bien, quien remueva la almohada de la cabeza del agonizante o haga cualquier cosa para acelerar la muerte es considerado culpable de derramar sangre. Mas el que mata a un "roto" que presenta daños orgánicos irreparables no se le llama asesino (Sanedrín 78 a 20).

La eutanasia indirecta de la denominación clásica parece aceptarse, aunque, de acuerdo con el texto de Proverbios 31.6 –"Da bebidas fuertes al que va a perecer"–, se pretende aminorar el sufrimiento del que va a morir y hasta allí llega la piedad por él.

Los opositores de la eutanasia aducen la prohibición del sexto mandamiento, "No matarás". En algunas versiones modernas de la Biblia prefiere usarse la expresión "No asesinarás". Y es que lo que el mandamiento prohíbe es matar violenta y desautorizadamente, puesto que en la Biblia misma se postula la pena de muerte para ciertos delitos. De acuerdo con la ley judía, cualquier forma de eutanasia activa está estrictamente prohibida.

En el judaísmo se acepta la eutanasia pasiva sólo bajo ciertas condiciones, por ejemplo, cuando la muerte del paciente es el resultado imprevisto de algún medicamento que se le administró con el único objeto de aliviar el dolor, o también de interrumpir el tratamiento. El rabí I. Jokobovits dice al respecto:

> El paciente no debe sosegar su espíritu renunciando a la asistencia o a los alimentos prohibidos por el ritual –no kosher– si éstos son necesarios para su curación, y mucho menos rechazar un tratamiento con el fin de evitar el sufrimiento físico.

Asimismo, el suicidio se considera como un pecado más grave que el asesinato y, reiteramos, la eutanasia activa, tanto voluntaria como involuntaria, está estrictamente prohibida.

La ley judía valora el aliviar los sufrimientos del enfermo, sobre todo en la fase terminal y agónica, incluso por encima de la capacidad para prepararse para la muerte. Pero no permite eliminar el dolor y el sufrimiento a costa de la propia vida. Esto se fundamenta en el principio de valor infinito de la vida y en su indivisibilidad, por lo que, por mínimas que sean las posibilidades de sanar, la vida se considerará infinita en su valor. Por tanto, la aceleración deliberada de la muerte se considera como un asesinato.

Por su parte, la mayoría de los grupos cristianos y de las religiones orientales no se opone a la eutanasia pasiva. Permitir que un enfermo con un mal crónico y en fase terminal muera sin imponerle medios extraordinarios, es algo aceptado por las religiones como parte de la voluntad de Dios.

Los opositores a la eutanasia pasiva son, en Occidente, sólo los mormones, los evangelistas y sus sectas, y en Oriente, el islamismo.

Por lo que respecta a la eutanasia activa voluntaria, ninguna religión ha apoyado esta práctica. La Iglesia católica romana acepta la eutanasia pasiva y rechaza la activa. Esto se puso de manifiesto en 1980, año en que el Vaticano[6] declaró al respecto:

- Nadie puede atentar contra la vida de una persona inocente sin oponerse al amor de Dios por esa persona, sin violar un derecho fundamental y, por tanto, sin cometer un crimen de la mayor gravedad.
- Todo ser humano tiene el deber de vivir de acuerdo con los designios de Dios. La vida se le confía al individuo como un bien que ha de dar sus frutos aquí en la tierra, pero que alcanzará la perfección únicamente en la vida eterna.

- Causar intencionalmente la propia muerte, o suicidarse, es, por tanto, una acción comparable al asesinato, y se considerará como un rechazo a la soberanía
y el amor de Dios.

Si bien a menudo el suicidio supone el desprecio a sí mismo, la negación del instinto natural por la vida y el incum-
plimiento de los deberes de justicia y caridad para con el
prójimo, las distintas comunidades o la sociedad en general
han reconocido que en ocasiones existen factores psicológicos que disminuyen o eliminan por completo la responsabilidad del mismo.

Desde luego, hay que diferenciar entre el suicidio y el
sacrificio de la propia vida por una causa elevada, como la
gloria de Dios, la salvación de las almas o la ayuda al prójimo.

A excepción de los budistas ortodoxos, que condenan la
eutanasia pasiva y aceptan la activa, las religiones en general
aceptan la primera por calificarla de natural y acorde con los
designios de Dios, en tanto que piensan que la segunda
equivale al suicidio, considerado tabú.

Como ya mencionamos, las civilizaciones antiguas, entre ellas Grecia y Roma, llegaron no sólo a tolerar, sino en
algunos casos a aprobar el suicidio, cuando era justificado.
Muchos de los más grandes filósofos de entonces debatieron
acerca del suicidio y algunos de ellos acabaron por aceptarlo bajo ciertas condiciones.

Hoy día el suicidio entre los ancianos es uno de los problemas más graves en algunos países donde se llega a edades
avanzadas (más allá de los ochenta años). Sin embargo, en
las civilizaciones antiguas, donde la esperanza de vida apenas si se acercaba a los treinta años –salvo raras excepcio-
nes–, los suicidios eran resultado de frustaciones de otra ín-

dole, por ejemplo, políticas o militares. De todos modos, era casi privativo de las clases altas y no se permitía que los sirvientes o los soldados lo cometieran, ya que sus servicios eran vitales para la sociedad.

Doris Portwood[7] habla del cambio en la actitud frente al suicidio al surgir el cristianismo:

Los primeros cristianos adoptaron una actitud nueva frente al suicidio, pues la perspectiva de una salvación inmediata les producía un júbilo un tanto fanático. No faltaban candidatos para las torturas que se llevaban a cabo en la palestra; la muerte de un mártir significaba un lugar reservado entre los bienaventurados del cielo. Hoy en día, estos suicidios se considerarían como pasivos en lugar de activos. Los primeros cristianos no se suicidaban con la espada o la cicuta, sino que se dirigían resueltos –hombres, mujeres y niños– a soportar situaciones (con frecuencia provocadas) que les conducían no sólo a la muerte, sino a una muerte del tipo más siniestro.

Hechos como el relatado afectaron al cristianismo en su expansión, debido a la gran pérdida de seguidores y en 563 d.C., en el Concilio de Braga, se condenó el suicidio, haciendo alusión al sexto mandamiento, "No matarás". Autodestruirse era un pecado tan grave como el homicidio. San Agustín[8] dijo:

La vida es un don de Dios y el hombre no puede traicionarla.

Después Santo Tomás de Aquino[9] reforzó este argumento al señalar:

El suicidio es un pecado mortal contrario a las leyes de la naturaleza, perjudicial para la humanidad, y el símbolo del ser humano desafiando las prerrogativas divinas relativas a las decisiones de la vida y la muerte.

Desde entonces los puntos de vista de San Agustín y Santo Tomás de Aquino han prevalecido.

Sin embargo, en la Biblia no hay orden alguna contra el suicidio, salvo la interpretación literal del sexto mandamiento, el relato de algunos de estos actos –seis, para ser exactos–: los del rey Saúl, Abimelech, Sansón, Ahitofel, Zambri y Judas.

Hay la hipótesis de que Jesucristo se suicidó, al no abandonar la ciudad cuando supo que su crucifixión era inminente. W. Rauschen[10] opina al respecto:

Si hubiera abandonado la ciudad, parece enteramente probable que los fariseos le hubieran dejado en paz.

En el siglo III d. C. los padres de la Iglesia Tertullian y Orígenes dijeron que en el caso de Jesús no puede hablarse de suicidio, sino de sacrificio. Los teólogos argumentan que Jesús se sacrificó intencionadamente por culpa de otros, mientras que los seis suicidios bíblicos se cometieron por razones egoístas.

La Biblia se refiere a algunos pensamientos que parecen suicidas. Por ejemplo, cuando Jonás fue advertido de que podía morir, contestó: "Para mí es mejor morir que vivir" (Jon. 4,8). Y cuando Jesús preparó a sus discípulos para su muerte, "Tomás, llamado el Gemelo, dijo a sus condiscípulos: 'Vayamos todos a morir con Él'" (Juan 11,6).

William V. Rauschen[11] dice al respecto:

El dilema moral al que nos enfrentamos se debe a que no hemos comprendido, o no hemos querido comprender, lo que la Biblia dice en realidad sobre la muerte y el suicidio... Hoy en día, el problema del suicidio es tremendamente complicado; cuando tomamos la Biblia como guía, encontramos que insiste en que la muerte intencionada debe contemplarse como un sufrimiento y no sólo por uno mismo. Debe incluir el tipo de sufrimiento redentor representado por la muerte de Jesús.

Los teólogos siempre se han pronunciado en contra de matar, bajo cualquier circunstancia, invocando el carácter inviolable de la vida.

Pero las Iglesias han apoyado las guerras "justas", han autorizado la pena de muerte y aprobado el matar en defensa propia. Sobran los casos de reyes y políticos que han utilizado la religión para hacer la guerra. De tal forma, el principio de inviolabilidad de la vida no está tan claro como parece; además, si definimos la vida en términos humanos y no biológicos, la inviolabilidad consistirá tan sólo en que no debe ponerse fin a una vida, a menos que existan razones morales convincentes para hacerlo.

Un crítico que no cree que la Biblia deba tomarse como base para solucionar el problema del suicidio es Louis Baer,[12] quien dice:

> Ya que en, cualquier caso, corresponde al individuo juzgar por sí mismo y de acuerdo con sus convicciones en el momento de tomar una decisión de tipo moral. Si un cristiano está convencido de que el suicidio infringe siempre la palabra de Dios, debe evitar incluso el pensar en ello. Si, por el contrario, cree que éste no es el caso, debe intentar concretar las condiciones bajo las cuales el suicidio es permisible... limitándolas a los casos en que el proceso de morir amenace con destruir la calidad humana de la persona, antes de que sobrevenga la muerte.

A mediados de la década de 1980, Gerald Larue,[13] profesor emérito de religión de la Universidad del Sur de California, realizó un estudio acerca de la actitud de las religiones frente a la eutanasia. Llegó a la conclusión de que abordan el tema desde los puntos de vista teológico y académico, y no se ponen en contacto directo con el sufrimiento y el dolor de los enfermos.

El académico manifiesta:

Algunas iglesias protestantes liberales, aunque siguen considerando la Biblia como su guía espiritual, abordan la cuestión de la
eutanasia para los enfermos en fase terminal y con dolores intra-
tables desde una perspectiva humana y orientada hacia la persona, en lugar de tratar lo que en la Biblia consta o no al respecto.

Según Larue, detrás de cada postura subyace un sistema de
creencias que, en las religiones tradicionales, se basa en la
mitología, la historia sagrada y una ficción de tipo religioso,
y, además, condiciona las respuestas.

Y prosigue:

La convicción fundamental presupone que lo divino ha penetra-
do en el ámbito de lo secular de alguna forma especial, o que el
concepto de deidad se ha introducido en la esfera de la vida humana, a fin de revelar modelos aceptables para la vida y normas
legales sobre la vida y la muerte... A partir de los mitos o de la
historia sagrada, se han implantado normas y leyes que controlan y dirigen las vidas de los verdaderos creyentes. Se cree que
estos principios han sido revelados de forma sobrenatural, y que
representan la voluntad divina con respecto a los seres humanos.

¿Hacia dónde?

Y en esos días, los hombres
buscarán la muerte
y no la hallarán;
anhelarán morir, pero la muerte
se alejará de ellos.
(Rev. 9, 6)

En la actualidad las religiones tradicionales revisan sus posturas frente a los dos tipos de eutanasia y, como todo es posible, algún día quizás encuentren en sus diferentes libros y

escrituras sagradas una base que permita aceptar la eutanasia activa voluntaria.

Eutanasia y tanatología

> *Quien le enseña al hombre a morir,*
> *le enseña a vivir.*
>
> MONTAIGNE

En 1930, como resultado de grandes avances en la medicina, en algunos países empezó un período de confinamiento de la muerte a los hospitales, medida que para 1950 se generalizó. Al trasladar el cuidado de los enfermos en fase terminal de la casa a los hospitales, la sociedad escondía la muerte para olvidar la guerra recién terminada.

Durante esa época se hizo creer a todos que la muerte era algo sin importancia y se le ocultaba despojándola de su sentido trágico, se desdramatizaba y hacía pasar por un hecho ordinario, tecnificado y programado.

Ya en la década de 1960 los psiquiatras K. R. Eissler[14] y Elisabeth Kübler-Ross[15] dieron a la tanatología un nuevo enfoque, que la alejaba de la definición de Elías Metchnikoff, acuñador del término en 1901, quien la consideró una rama de la medicina forense que trata de la muerte y todo lo relacionado con los cadáveres desde el punto de vista médico-legal.

En nuestros días la tanatología se define, desde un punto de vista etimológico, como "la ciencia encargada de encontrar sentido al proceso de muerte".

Para Elisabeth Kübler-Ross, quien se percató de los fenómenos psicológicos que acompañan a los enfermos en fase terminal durante el proceso de muerte, la tanatología moderna es "una instancia de atención a los moribundos". La fundadora de esta nueva ciencia, cuya labor hace sentir a los moribundos que son miembros útiles y valiosos de la sociedad, creó *hospices* cuyo lema es "ayudar a los enfermos en fase terminal a vivir gratamente, sin dolor y respetando sus exigencias éticas".

Mediante doscientas entrevistas a pacientes en fase terminal, realizadas con gran objetividad y mucho respeto, Kübler-Ross determinó que, a grandes rasgos, los moribundos atraviesan siete etapas:

- Choque. O sorpresa: "¿Yo?"
- Negación. "No, yo no."
- Ira. "¿Por qué yo?"
- Depresión. "Sí, yo." (Es la frase más larga.)
- Regateo. "Sí, yo, pero…" (Se hacen pactos consigo mismo, con Dios y con la muerte, promesas y juramentos.)
- Aceptación. "Ya llegó la hora, está bien. (Se entra a una zona de paz. No se trata de aceptar pasivamente, sino de vislumbrar otro horizonte, otro modo de vida.)
- Decatexis. "Sí, está bien; sin embargo…" (Se percibe una especie de victoria, el descubrimiento de una nueva medicina, una curación milagrosa; la muerte no es el final sino un amanecer. Decatexis es un término griego que quiere decir décimo estadio o fase, pues los griegos pensaban que el moribundo pasaba por diez estadios; se conserva el nombre griego, aunque se trata del séptimo estadio o fase.)

Las dos últimas etapas coexisten con la esperanza.

El descubrimiento de Elisabeth Kübler-Ross ha sido confirmado por muchos otros estudios psicológicos y por el análisis de los diarios de los moribundos. La investigadora admite que no todos pasan por todas las fases, ni en el mismo orden ni de la misma manera, que cada muerte es única y cada uno lleva dentro de sí la propia.

Otro investigador, Paul Sporken,[16] señala que hay cuatro fases:

- Ignorancia
- Inseguridad
- Negación implícita
- Información de la verdad

Estas fases son anteriores a la de choque.

En 1982, E. Mansell Pattison[17] habla del surgimiento de tres crisis cuando se conoce el diagnóstico:

- Crisis aguda - gran ansiedad
- Crisis crónica - vivir-morir
- Crisis terminal - conductas de huida

Aquí analizaremos con detalle la etapa de depresión, por su íntima relación con la eutanasia. Se ha observado que muchas peticiones de practicarla se suscitan cuando el paciente se encuentra en esta fase, cuando es presa de sentimientos de temor, desamparo y soledad. La de la depresión es la etapa más prolongada y muchas veces se agrava por preocupaciones externas, como las relaciones familiares y el costo del tratamiento.

Kübler-Ross dice al respecto:

Si podemos aceptar las necesidades de nuestros pacientes y no proyectamos las nuestras, el moribundo llegará entonces a la fa-

se final de verdadera aceptación. El enfermo no sentirá ahora
miedo ni angustia.

La luz

*La muerte es sólo un paso más hacia la forma de vida
en otra frecuencia, y el instante de la muerte
es una experiencia única, bella, liberadora,
que se vive sin temor y sin angustia.*

ELISABETH KÜBLER-ROSS

La propia doctora Kubler-Ross[18] recuerda cómo Tolstoi describe esta aceptación final en la muerte de Iván Illich:

En lugar de muerte había luz; entonces Iván exclamó: "¡Esto es
todo! ¡Qué alegría!", después murmuró: "¡Se acabó, la muerte ha
terminado!"

Si somos capaces de compartir estas fases con el moribundo,
morir puede ser una de las experiencias más hermosas e in-
creíbles, tanto para el agonizante como para quien lo acom-
paña. En palabras de Kübler-Ross:[19]

Éste es el regalo que nos hacen si no los abandonamos en el momento de crisis.

Es importantísimo apoyar y estimular las pequeñas esperanzas del paciente agónico, dado que son preludio de la gran
esperanza, última y trascendente. El apoyo no es sólo de palabra, sino con actitudes: paciencia, cariño y amor. Hay que
demostrarle al enfermo que no lo abandonaremos, que somos solidarios y lo amamos más allá de la muerte.

Se ha dramatizado lo terrible de la agonía y al respecto
afirma Kübler-Ross:[20]

Los que tienen el coraje y el amor necesarios para sentarse al lado de un moribundo en un silencio que supera las palabras, sa-

ben que ese instante no es ni terrorífico ni doloroso, que es la apacible detención de las funciones del cuerpo.

La nueva tanatología procura que no nos anclemos en la desesperación —la nuestra o la del moribundo—, ya que podría conducirnos a ambos a la eutanasia, lo que implicaría tratar al hombre más como bestia que como ser humano. Por ello, su principal objetivo es fomentar y desarrollar de manera integral las potencialidades del ser humano, en particular las de los jóvenes, para que, mediante una existencia cargada de sentido, optimismo y creatividad, en la que el trabajo sea un placer y el humanismo una realidad, logren enfrentar con éxito la difícil tarea de contrarrestar los efectos destructivos de la cultura de la muerte.

Eutanasia y minusválidos

> *La muerte es el remedio de todos los males;*
> *pero no debemos echar mano de éste hasta última hora.*
>
> MOLIÈRE

La palabra muerte nos suena terriblemente amarga. Cuando nos sentimos alegres e ilusionados, rodeados de lo positivo que nos ofrece este mundo, y de pronto nos enteramos por radio o televisión de guerras, asaltos, asesinatos, secuestros, torturas, etcétera, de inmediato pensamos en nuestra muerte o en la de nuestros seres queridos. Esas imágenes siniestras, macabras e injustas nos hacen daño, nos conmueven y quizá nos lleven a cambiar nuestra actitud frente a la vida.

Pareciera que la tierra está enferma de gravedad, que padece terribles dolores y se encuentra inmersa en una espantosa agonía, al borde de una gran catástrofe. Si desde afuera alguien viera su sufrimiento, probablemente decidiría liberar a ese enfermo incurable quemado por el infierno del dolor, practicándole la eutanasia.

Ahora bien, estamos a tiempo de cambiar nuestra actitud para lograr un mundo más feliz y justo, para no permitir más la destrucción de los principios de la evolución y el equilibrio, ni que "alguien" haga desaparecer nuestro recuerdo que en muchos aspectos es positivo y excelso.

Esta arrogancia que nos ha llevado a considerarnos los dueños absolutos del planeta, hace que un ser humano que por cualquier circunstancia padece algún tipo de enfermedad, diversidad –étnica o de color– o vejez, sea excluido de nuestra definición de *normalidad* y se le ponga la etiqueta de *diferente*.

Y así se etiqueta como seres con capacidades diferentes, inferiores e indignos de ser considerados normales en toda la extensión de la palabra, a los minusválidos. De esta manera los contemplan todos aquellos prepotentes e ignorantes que no piensan que ellos también pueden sufrir un accidente u olvidan que sus cuerpos están envejeciendo.

La eutanasia se convierte en una poderosa alternativa en los casos de parapléjicos y tetrapléjicos que desean ser ayudados a morir para liberarse de su terrible estado físico, con todas las humillaciones que éste les depara. Sin embargo, cualquier legislación que intente justificar o despenalizar la eutanasia activa sería contraria al deber primordial de todo estado de derecho, que entraña la protección oficial del derecho a la vida, ya sea en su etapa germinal o final. La eutanasia activa o distanasia es una forma de homicidio, da lo mismo que se cometa con unos u otros procedimientos; ésta es la voz de la moral dogmática, cuya rigidez mortal le impide ver que el amor es o debiera ser la base de la religión.

Estamos seguros de que ayudar a morir a un semejante es la prueba más difícil por la que puede pasar un ser humano.

Miles de personas desesperadas que han llegado al estado en que su vida ya no es vida suplican justamente que les ayuden a morir. Y nuestra respuesta a quienes se encuentran en esos casos extremos o casos límite es tan sólo: "el sufrimiento dignifica a la persona". En efecto, a veces hay que sufrir para cambiar nuestra forma de pensar y transformarnos en mejores seres humanos. Sí, pero todo en la vida tiene un límite y cuando ese sufrimiento es enloquecedor, hay que hacerlo desaparecer.

Dado que, como señalamos, los nazis empezaron con la esterilización obligatoria, luego pasaron a la eutanasia y de allí al exterminio masivo, es posible que a eso se deba el temor de algunos gobiernos de autorizar la eutanasia activa voluntaria. Es comprensible que su legalización cause resquemor, ya que muchas veces han sido noticia las y los enfermeros sádicos —en los hospitales suele abundar la insensibilidad— y criminales, que aterrorizan y matan sin piedad a los enfermos. Estos criminales desprovistos del más mínimo respeto por sus semejantes aparecen sin ser detectados y sigilosamente encuentran a su presa para masacrarla. Esto sucede con frecuencia en hospitales y en asilos para ancianos.

Veamos un ejemplo. Una enfermera francesa reconoció haber acabado con la vida de treinta pacientes en fase terminal. La mujer fue procesada y el 30 de enero de 2003 se le sentenció a 10 años de prisión por la muerte de seis pacientes.

El 26 de julio de 1998 se publicó la siguiente noticia:[21]

Christine Malevre, joven enfermera de un hospital cercano a París, acaba de ser procesada por haber reconocido ante el juez que ayudó a morir a treinta de sus pacientes en fase terminal. Considerada una buena profesional, la enfermera ha declarado que sólo la compasión y el sufrimiento de los enfermos motivaron su comportamiento. Conmovedora y triste para muchos, y liberadora para los enfermos y los familiares de las víctimas en fase terminal, que sufrían el tormento del dolor de la enfermedad incurable.

Christine Malevre, de veintiocho años de edad, declaró:[22]

Sí, yo puse fin a los sufrimientos de mis pacientes y lamento no haber podido hacer las cosas de otra manera, porque si el sufrimiento de los pacientes se hubiera tenido en cuenta no habría tomado esa decisión.

Christine fue testigo de un suceso que la marcó. Un anciano de setenta y seis años, antiguo enfermero, quien había pedido durante mucho tiempo la eutanasia activa para su esposa Odette, aquejada de Alzheimer, entró a su habitación armado de una escopeta, mató a su mujer y se suicidó, dejando un escrito para la policía donde explicaba la razón de su comportamiento. Chistine fue la primera en encontrarlos y esa imagen la traumó.

La joven, muy atenta y cariñosa, calificada como una excelente enfermera por la dirección del hospital, cometió eutanasia activa voluntaria treinta veces en el periodo de enero de 1997 a mayo de 1998. En algunos casos lo hizo a petición de los familiares y en otros, de los propios enfermos.

En Francia la eutanasia activa, que no figura en el Código Penal, ha desatado un debate que enfrenta a detractores y partidarios de la intervención y ha puesto al descubierto la insuficiencia de los cuidados paliativos. En el momento en que se juzgaba a Christine, el secretario de Estado para la Sanidad admitió que en su país prevalece un retraso de veinte años con respecto a Inglaterra y las naciones nórdicas, y que hay regiones francesas que carecen incluso de equipos de cuidados paliativos. En el debate mencionado se abordan los padecimientos de los enfermos incurables y sus derechos, la muerte silenciosa que se practica en los hospitales, la calidad de vida del condenado a morir, y si tiene sentido apurar las últimas horas de vida en un cuarto de hospital.

Abdelkader Auchenir, médico reanimador, dice: "Estamos atrapados entre la ley que nos prohíbe intervenir y el sufrimiento que presenciamos cada día. ¿Qué podemos hacer cuando nos encontramos con un enfermo de cáncer de pulmón que se asfixia y nos suplica que acabemos de una vez con su suplicio? La ley, desde luego, no nos dice nada".

George Mathè, uno de los primeros especialistas franceses en plantear la cuestión de las últimas horas de vida de los pacientes en fase terminal, no cree que los médicos deban hacer caso a quienes piden que se precipite su final. Sostiene que no podemos saber si ésa es su posición definitiva; no podemos saber si al día siguiente esta persona va a cambiar de opinión; no podemos, por tanto, tomar una decisión definitiva.

Nadie cuestiona la eutanasia pasiva, es decir, la desconexión de los aparatos de respiración artificial, diálisis, etcétera, que mantienen artificialmente al enfermo en fase terminal con vida. Llegado el momento, determinado por los médicos, la eutanasia pasiva se aplica con regularidad en los hospitales franceses, hasta el punto de que: "una de cada dos personas hospitalizadas en las unidades de reanimación fallece como consecuencia de la decisión de limitar o interrumpir las terapias".

La voluntad

> *Entonces habló Almitra, diciendo:*
> *'Queremos preguntarte ahora sobre la muerte'.*
> *Y él respondió: 'Quieres conocer el secreto de la muerte.*
> *Pero, ¿cómo lo hallarás si no lo buscas en el corazón de la vida?*
> *El búho, cuyos ojos atados a la noche son ciegos en el día,*
> *no puede descubrir el misterio de la luz.*
> *Si en verdad quieres contemplar el espíritu de la muerte,*
> *abre de par en par tu corazón en el cuerpo de la vida.*
> *Porque la vida y la muerte son una,*
> *así como son uno el río y el mar.*
> *En lo profundo de tus esperanzas y deseos*
> *descansa tu conocimiento del más allá.*
> *Y como las semillas soñando bajo la nieve,*
> *así tu corazón sueña con la primavera.*
> *Confía en tus sueños,*
> *porque en ellos está escondido el camino de la eternidad.*
> *Tu miedo a la muerte no es más que el temblor del pastor*
> *cuando está de pie ante el rey,*
> *cuya mano va a posarse sobre él, como un honor.*
> *¿No está contento el pastor, bajo su miedo,*
> *de llevar la marca del rey?*
> *¿No le hace eso, sin embargo, más consciente de su temblor?'*
>
> GIBRÁN JALIL GIBRÁN

Cada ser humano es dueño de su vida y de su libertad; hay mucho de qué hablar sobre este tema y hay mucho por razonar al respecto para que algún día las leyes permitan suprimir la vida cuando es voluntad del enfermo morir.

Eutanasia y legislación

La ley debiera ser como la ropa.
Fabricarla para que se ajuste
al talle del que la usa.

CLARENCE DARROW

Desde el punto de vista legal, no es lo mismo dejar morir renunciando a la administración de tratamientos extraordinarios y desproporcionados tendientes al ensañamiento terapéutico bajo el pretexto de prolongar la vida, que interrumpir en forma abrupta el tratamiento, o ya no tratar una enfermedad emergente o secundaria, o aplicar al enfermo una inyección letal.

Según el Código Penal del Distrito Federal, en su artículo 7º, y traduciéndolo a categorías de derecho penal, el delito es un acto de acción u omisión. De lo anterior resulta que puede haber omisiones criminales y omisiones juiciosas o prudentes. Cuando se abandona a un paciente, se cae en un delito de omisión y se establece que el sujeto activo tiene la obligación de cuidar a los pasivos.

Pero en caso de ayudar al suicida o inducirlo al suicidio, la omisión no es penada, aunque podría existir una falta moral. Tampoco se le imputa responsabilidad penal, cuando en algunas circunstancias dicha omisión fuera juiciosa y prudente.

En Canadá se formaron en 1979 las comisiones para la reforma de la ley que estudiara la eutanasia, la ayuda al suicidio y la suspensión del tratamiento. Dichas comisiones generaron tres documentos; en el primero se establece con claridad la distinción entre eutanasia activa y eutanasia pasiva, y en los otros dos se acepta esta distinción.

Cabe subrayar que tampoco es lo mismo intentar aliviar el dolor sin la intención de matar –aunque como efecto secundario se acelere la muerte–, que matar por compasión, creyendo que hacerlo es el único medio de eliminar ese dolor, o acabar con una vida que se determina sin valor, según criterios económicos.

En el primer caso hablamos de eutanasia pasiva o adistanasia y, al no haber intención de matar, no existe dolo, por lo que no es un delito en sentido estricto. En el segundo caso, hay un móvil piadoso que no excusa la imputabilidad del delito, pero sí puede atenuarlo. En México se toma el móvil de las acciones para la suspensión condicional de la pena. En el tercer caso se pretende la eliminación de ancianos, enfermos mentales y, en general, vidas sin valor, determinadas así por motivos económicos o utilitarios. Aquí faltan los elementos objetivos y subjetivos que caracterizan la eutanasia, pero, como ya vimos, la depreciación de la vida humana puede llevar a los gobiernos a tratar a las personas como cosas. En el famoso juicio de Nüremberg los juristas no encontraron un solo elemento que sirviera como atenuante de la eutanasia nazi.

Cuando existe el deseo de morir por mano propia o de otra persona es necesario distinguir entre el consentimiento y la petición. En derecho ninguno de ellos justifica el acto de matar. En el caso de aceptar sin resistir lo que parece inevitable, ni siquiera se llega al consentimiento. Cuando se suprime una vida sin el consentimiento de la víctima se actúa con cierta arbitrariedad, ya que falta un elemento que configura la eutanasia. Por último, si se mata al enfermo contra su voluntad, se actuará con un mayor grado de violencia y esto podría considerarse como homicidio calificado. Todavía habrá que estudiar los posibles agentes de la eutanasia, entre ellos médicos, enfermeras y familiares. A los dos primeros, además de las sanciones fijadas para los delitos, puede aplicárseles la suspensión de un mes a dos años en el ejercicio de la profesión o la suspensión definitiva en el caso de reincidencia.

También hay que tomar en cuenta otras circunstancias relacionadas con el enfermo: edad, situación en la familia, grado de la enfermedad, etcétera. Pero esto parece ser menos pertinente para el legislador que para el juez o tribunal que deben considerar todas las particularidades del caso. Recuérdese que para la ley el hecho de que alguien esté prácticamente muerto o casi muerto no es un criterio de permisividad; mientras haya vida, es un delito destruirla.

En 1985, Albin Eser[23] afirmó:

> No existe el problema de la eutanasia, sino muchos problemas y, por consiguiente, tampoco existe la solución a la eutanasia, sino que deben darse diversas soluciones. Esto, por supuesto, sin caer en el relativismo, sino atendiendo a la ponderada situación de cada caso. Se pueden trazar, sin embargo, los principios firmes de los que debe partir el derecho penal.

Razones jurídicas

> *Me creen loco porque no vendo*
> *mis días por oro; y los creo locos*
> *porque piensan que mis días tienen precio.*
> GIBRÁN JALIL GIBRÁN

Las razones jurídicas en torno a la eutanasia son:

1. Motivo de piedad
2. Consentimiento
3. Justicia
4. Libertad

Motivo de piedad

Es el elemento tipificante de la eutanasia, pues, aunque se cuente con el consentimiento para la última, si se da el motivo de piedad en el sujeto activo, se configura el delito eutanásico.

Según Arval Morris, profesor de leyes de la New York University:[24]

> Si hoy en día un médico, movido solamente por compasión, de modo consciente y deliberado mata a un paciente que sufre, de una manera dulce, a petición del enfermo, su acto es considerado un asesinato, probablemente en primer grado.

Este homicidio en primer grado en Estados Unidos es aproximadamente el mismo que el homicidio calificado en México. La malicia del asesinato en primer grado supone: "tender una acechanza, tortura, crueldad extrema... dureza de corazón, disposición torcida, mala intención, mal corazón".

Dicho de otra forma, para el homicidio en primer grado, a diferencia del arrebato impulsivo pasional, se requieren dos elementos: premeditación y malicia expresa. En el homicidio piadoso por lo general existe premeditación, pero dista mucho de la malicia expresa; se llega a la decisión después de un doloroso y complejo conflicto de valores en el que ni siquiera hay malicia implícita.

El homicidio en segundo grado se caracteriza por la malicia implícita, la actuación imprudente, la respuesta a una provocación o la agresión cegada por el rencor o la cólera.

Mario Porzio[25] sostiene:

> La carga positiva que los motivos de piedad y de solidaridad en el dolor confieren al acto eutanásico no logra anular, para la eutanasia jurídica, el antivalor profundo del hecho, sino sólo mitigar el juicio de reprobación del autor.

También al respecto afirma el penalista argentino Eusebio Gómez:[26]

> El derecho debe proteger y defender la vida humana como unos de los mayores bienes, en cualquier circunstancia, por débil y precaria que sea.

El enfermo puede no sólo soportar, sino dar sentido al sufrimiento, como manifiesta Viktor Frankl, el creador de la logoterapia, de modo que la voluntad del enfermo en fase terminal debe merecernos gran respeto.

Consentimiento

En la actualidad el homicidio con consentimiento de la víctima se penaliza en forma más leve que el homicidio simple.

De acuerdo con Edmund Mezger, penalista y jurisconsulto alemán, autor de la teoría del delito, hay que distinguir entre el consentimiento y la petición. La petición es más que el mero consentimiento.

Más aún, algunos exigen que la petición del enfermo sea seria e insistente.

Cuando se despenalizó el suicidio, algunos pidieron la despenalización de la eutanasia, ya que el acto del que ayuda al suicidio no puede equipararse al del homicidio simple y no es igualmente injusto, ya que la víctima renunció a la protección de la ley.

El acto no puede merecer la misma pena, pues el agente no mostró una agresividad similar a la que origina un homicidio ordinario, sino que lo realizó queriendo ayudar a la víctima. Y al colocarse como instrumento de la propia víctima, merece que se le reduzca la pena.

¿Por qué no se despenalizan estos actos? En primer lugar, por mantener el principio de salvaguardar la vida y la prohibición de matar o "asesinar". Sin embargo, arguyendo que hay un derecho a la muerte, se ha postulado un derecho al suicidio y la despenalización de la ayuda al suicida. ¿Debería el Estado "autorizar" esta ayuda? Si fuera así, se alejaría de la defensa del principio de inviolabilidad de la vida humana. Desear la muerte no debe verse como consentimiento, menos aun como pedir la eutanasia. Incluso cuando el enfermo diga: "Doctor, deme algo para acabar con mi vida", esto no siempre debe considerarse como una petición de que se practique la eutanasia, porque en un gran porcentaje lo que sucede es que solicita más y mejor atención. Aun cuando en realidad el enfermo en fase terminal desee la muerte, este deseo no necesariamente debe entenderse como una petición genuina de eutanasia activa voluntaria.

En el derecho penal mexicano se alude a la modalidad homicidio-suicidio cuando se auxilia a la víctima hasta el grado de ejecutar la muerte, y la pena oscila entre cuatro y doce años de prisión. El consentimiento en México se acepta como causa de justificación cuando se trata de bienes disponibles; pero cuando es la vida la que está en juego, de ninguna manera entra en esta categoría y el consentimiento sólo puede considerarse como una causa atenuante.

Justicia

En derecho hay tres casos en los que matar se considera justificado: en la guerra, en defensa propia y con la pena de muerte.

¿Podríamos considerar la eutanasia activa como una forma justa de matar? Los que están a favor proclaman que hay una diferencia muy pequeña, o ninguna, entre la eutanasia pasiva y la eutanasia activa. Argumentan que en determinadas circunstancias dejar morir a un paciente es más cruel e injusto que matarlo rápidamente, sin sufrimiento ni dolor. En el budismo ortodoxo se admite la eutanasia activa, pero no la pasiva.

La adistanasia, o matar por omisión, tampoco está permitida por la ley, pero también es mucho más difícil de probar, más allá de una duda razonable, que sea la causa inmediata y directa de la muerte.

Aquellos a favor de la adistanasia se cuestionan si en casos en los que las condiciones del enfermo son muy difíciles y precarias, y se recurre a medios extraordinarios y desproporcionados para ayudarlo, en verdad se le ayuda o sólo se prolonga una agonía sumamente dolorosa y sin posibilidades de recuperación.

Es muy difícil establecer reglas en cuanto a la ayuda, y más aún hasta qué punto un medio ordinario se torna extraordinario o viceversa, o proporcionado o desproporcionado, o razonable o no razonable; esto dependerá del grado de avance de la ciencia médica en determinado momento histórico.

Libertad

Se atentará contra la libertad de un enfermo cuando opta por la eutanasia activa voluntaria o distanasia voluntaria y no se le permite cumplirlo, aun si se considera que está en fase terminal, en condición incurable y, casi muerto, sufre horrible e inútilmente.

Los opositores a la distanasia sostienen que *casi muerte* es una expresión vaga y ambigua y que, sin excepción, el derecho deberá defender siempre la inviolabilidad de la vida humana.

En estos casos el enfermo puede ejercer su libertad resistiéndose al tratamiento y aceptando sólo los cuidados paliativos para tener una mejor calidad de vida y, al final, una mejor calidad de muerte. O, de ser posible, también puede suicidarse, pero la sociedad deberá preocuparse directamente por proteger la vida de sus integrantes.

En estos días crece más y más el divorcio entre la teoría de que la eutanasia se considera un asesinato y la práctica, en la que se trata con misericordia a los asesinos piadosos. Lo anterior daña la confianza en el derecho y da lugar a un tratamiento desigual e injusto de los homicidios piadosos. Debe legislarse en torno a la eutanasia, para que se sancione imponiendo penas justas, pues, aunque es un delito, por lo general tiene atenuantes.

Legalizar la eutanasia haría que los enfermos que no la quisieran tuvieran que resistir muchas presiones y sufrieran más para tomar una decisión. Los familiares empezarían a sopesar la carga, ya no sólo sentimental, sino económica, agregando sufrimiento a la vida de aquellos que, a pesar de su estado precario, no quisieran morir. Y, por último, al enfermo se le generaría tal ansiedad, que podría crearle paranoia al temer –con justificación en muchos casos– que se le ejecute contra su voluntad.

Los que alegan defender la dignidad de la persona y proponen legalizar la eutanasia activa, tienen razón sólo en lo que respecta a que en muchos hospitales el enfermo en fase terminal es tratado como un objeto "dañado", depende de las máquinas y muchas veces sufre ensañamiento terapéutico. Cierto, es fundamental humanizar la administración hospitalaria y aplicar a tiempo la medicina paliativa para mejorar la calidad de vida y la de muerte, pero no llegar a legalizar la eutanasia activa.

Y es que ésta, además de representar una derrota de todos estos esfuerzos, dañaría a los enfermos que la rechacen, pues algunos verían con pena cómo ciertos familiares se mostraran tentados por esa opción. Asimismo, la legalización de la eutanasia activa podría influir en las personas mal intencionadas para convertir un caso en donde supuestamente no hay posibilidades de recuperación en un caso que en definitiva no tiene posibilidades de recuperación. Así, podría producirse una muerte injusta.

Legalizar la eutanasia activa lesionaría tanto la libertad de los enfermos que quieren morir como la de quienes no lo desean y equivaldría a enmendar la ley contra el homicidio. Y, si se permite matar en un caso particular, esto podría ocasionar que uno se acostumbre a aceptar con mayor facilidad el matar en general.

Algunos dicen que los sucesos relacionados con la eutanasia nazi de ninguna manera se repetirán. Nosotros no estamos tan seguros de ello.

Eutanasia y ética

> *Todo está previsto,*
> *pero el hombre tiene el libre albedrío;*
> *el mundo es juzgado con benevolencia,*
> *pero todo depende*
> *de la mayoría de nuestras acciones.*
> (PIRKÉ AVÓT III:19)

Dada la diversidad de concepciones éticas, la ley debe optar por la mejor y, conforme con la conciencia del legislador y este pluralismo, considerar cuál de las diversas corrientes deberá atender para redactar una ley justa.

En efecto, ante todo el legislador deberá actuar según su conciencia, pero esto no nos asegura que trate con honestidad otros puntos de vista y que esté dispuesto a cambiar de opinión si encuentra más razonable y justa la posición contraria.

Corrientes predominantes

Si todo lo que dicen del bien y del mal fuese verdad,
mi vida sería una cadena de crímenes.

GIBRÁN JALIL GIBRÁN

Desde hace tiempo se han debatido las diferentes concepciones o corrientes éticas en torno a la vida y cómo coexisten. A continuación esbozamos un panorama de lo que sostienen algunas de las corrientes predominantes.

Ética de la santidad de la vida

Se hace hincapié en lo sagrado e intocable de la vida humana en cuanto tal, en cualquier individuo, en cualquier circunstancia. Por tanto, las circunstancias de la vida no reducen su valor ni justifican su terminación.

Por lo general sólo se justifica matar en legítima defensa. Los casos que en la antigüedad se justificaban, como la pena capital, la guerra justa y el tiranicidio, en la actualidad son rechazados.

Ética de la calidad de vida

Se toma en cuenta el tipo de vida que se vive, ya que no todas son iguales; unas son más valiosas que otras, pero lo importante es lo que significa para cada uno de nosotros. Según las circunstancias y el sentido que tenga la vida podrá justificarse su terminación.

La corriente de la santidad y la de la calidad no son excluyentes por completo. La primera pone a la vida como un valor objetivo, no se cierra para considerar las circunstancias y la calidad de vida, en tanto que la segunda considera, aunque en segundo término, el valor de la misma.

En lo tocante a la eutanasia activa, directa, la corriente de la santidad la considera ilegítima y la de la calidad la admite en algunos casos.

Teoría teleológica

Su nombre proviene del griego *telos*, que significa fin. En ella se cree que la valoración moral reside principalmente en las consecuencias de la acción. Se le conoce también como teoría consecuencialista. En relación con la dignidad de la persona, esta teoría asevera que, además de un hecho, es una necesidad por satisfacer, y para lograrlo puede sacrificarse la propia vida.

Esta corriente destaca la autonomía del hombre, quien, desde su punto de vista moral, podría no sólo iniciar la vida e interferir en ella, sino también ponerle fin bajo ciertas circunstancias. En efecto, ante una muerte lenta y dolorosa, se podría, después de valorar el caso y sus consecuencias, resolver utilizar la eutanasia, dándole preferencia con respecto a la inviolabilidad de la vida.

Existe también una posición intermedia, en la que se reconoce la inviolabilidad de la vida, pero en presencia de casos excepcionales o límite, da a las consecuencias un gran peso que justifica ofrecer o arriesgar la vida por valores más elevados, e incluso suprimirla.

Teoría deontológica

La contraparte de la teleológica, su nombre proviene del griego *deon*, que significa deber. Según esta teoría, la valoración moral se basa principalmente en la norma, el mandamiento, la obligación y el deber. La teoría apela a los valores universales y la vida aparece como bien y valor fundamental, como fundamento y condición de los demás valores y experiencias, entre ellos la libertad y la personalidad. Valora la dignidad de la persona como un elemento preotorgado al hombre, basado –entre otras cosas– en su naturaleza trascendente, y que confiere a la vida la propiedad de ser invaluable e indisponible a voluntad, ya se trate de la vida propia o de la ajena. Otro argumento de esta corriente contra la eutanasia es el del señorío de Dios sobre la vida humana y el que la vida no es propiedad del hombre, sino que ésta le es confiada en administración. Además, al referirse al dominio de Dios sobre la vida y la muerte, se aclara que éste no es de tipo despótico o arbitrario; más bien, el hombre recibe de Dios cierta autonomía que le permite intervenir en forma racional en los procesos de vivir y morir. El dominio de Dios sobre la vida, llevado al extremo, ha sido utilizado por ciertas sectas para declarar ilícitas las transfusiones de sangre.

Esta teoría se basa en el mandamiento "No matarás", admitiendo que la prohibición no se refiere sólo a no matar, sino a no asesinar, es decir, no matar injustamente. Por lo general, lo justo o lo injusto de matar se manifestará con claridad tanto en las circunstancias como en las consecuencias de este acto.

En la tendencia deontológica, aunque la vida no sea un valor absoluto –pues considera que hay valores más elevados que pueden impulsar a ofrecerla o arriesgarla–, sí es un valor fundamental, de carácter inviolable, y se considera ilícita cualquier intervención directa contra ella.

Referencias bibliográficas

1. V.E. Frankl, *El hombre en busca de sentido*, 1996.
2. V.E. Frankl, *Logoterapia y análisis existencial. Textos de cinco décadas*, 1994.
3. V.E. Frankl, *La psicoterapia al alcance de todos*. Conferencias radiofónicas sobre terapéutica psíquica, 1992.
4. V.E. Frankl, *La presencia ignorada de Dios. Psicoterapia y religión*, 1994.
5. V.E. Frankl, *El hombre en busca de sentido*, 1996.
6. Congregación para la Doctrina de la Fe, *Declaración sobre la eutanasia*, 1980.
7. Doris Portwood, miembro de la Hemlock Society en Los Ángeles, Estados Unidos, *Commonsense Suicide*. The Final Right, 1983.
8. Agustín de Hipoma, *Las confesiones*.
9. Santo Tomás de Aquino, *Suma teológica*.
10. William V. Rauschen, *The Case Against Suicide*.
11. *Ídem.*
12. Louis Baer, *Let the Patient Decide*, 1978.
13. Gerald Larue, miembro de la Hemlock Society, *Euthanasia and Religion*.
14. K. R. Eissler, *El psiquiatra y el paciente moribundo*.
15. Elisabeth Kübler-Ross, *Sobre la muerte y los moribundos*, 1975.
16. P. Sporken, *Ayudando a morir*, 1978.
17. E. Mansell Pattison, M. D., miembro del Departamento de Psiquiatría y Salud del Medical College of Georgia, en Augusta, Georgia.
18. Elisabeth Kübler-Ross, *Una luz que se apaga*, 1985.
19. *Ídem.*
20. *Ídem.*

21. *Le Monde*, 26 de julio de 1998.

22. *Ídem.*

23. *Albin Eser, Sterbehilfe und Euthanasie in Rechtlicher Sicht, en Euthanasie Oder Soll Man Aut Verlangen Töten?*

24. www.americanhumanist.org/about/euthanasia.html

25. Mario Porzio, "Eutanasia", en Enciclopedia del Diritto.

26. Eusebio Gómez, *Tratado de derecho penal, Tomo IV: delitos contra el patrimonio y contra los derechos intelectuales*, capítulo LXXXVII, pp. 55 y 195, 1941.

Capítulo 10

La clínica terminal u *hospice* moderno y la eutanasia

Morir es una pesadilla en un hospital
deprimente y triste,
pero también puede ser un tiempo de crecimiento,
creatividad y paz
en un hospice diseñado para tal fin.

ELISABETH KÜBLER-ROSS

¿Qué es un hospicio u *hospice?*

El término hospicio proviene del latín *hospes*, que significa tanto anfitrión como huésped. Con él se designaba la costumbre griega y romana de dar acogida a los viajeros y hacerles regalos. También quiere decir hospitalidad.

En la Edad Media la Orden Templaria promovió la creación de centros para atender a peregrinos y enfermos –en especial los incurables– que regresaban de las Cruzadas, a los cuales se les ofrecía, además, descanso y comida. Por lo general, los hospicios, algunos dirigidos por religiosos y otros por personas con vocación de servir al prójimo, desempeñaban la doble función de servir y ayudar.

La primera organización que empleó la palabra *hospice*, en el sentido de cuidado a los moribundos, fue fundada en 1842 por madame Jeanne Garnier, en Francia.

En nuestros días, esta actitud de servicio casi ha desaparecido, en especial en el hospital moderno. Esto se debe a que nuestra sociedad niega la muerte porque ésta pone de manifiesto que nuestros placeres y logros, individuales y colectivos, son temporales. La muerte amenaza nuestros mitos, nuestra omnipotencia tecnológica y, como dice con tono humorístico Arnold Toynbee, es antiestadounidense. Durante la década de 1960 surgió, primero en Inglaterra y después en Estados Unidos, el movimiento de los *hospices*, encabezado por profesionales de la salud insatisfechos con la calidad del cuidado proporcionado a los pacientes con enfermedades crónicas y a aquellos en fase terminal. Sus objetivos eran su defensa y dignificación.

Gracias al gran impulso de la inglesa Dame Cicely Saunders, doctora en medicina, quien estableció sus fundamentos, se han desarrollado los *hospices* modernos. Preocupada por encontrar una alternativa válida a la creciente deshumanización de la muerte en los hospitales, la doctora Saunders fundó en Londres, en julio de 1967, el Saint Christopher's, el primer *hospice* (bajo el concepto de clínica terminal), y dos años después inauguró el servicio de cuidados a domicilio.

Se necesitaba un millón de dólares para construir el *hospice*. El primer donativo fue de mil doscientos cincuenta dólares y provenía de un antiguo paciente de la doctora Saunders, a quien atendió en el Saint Joseph Hospital de Londres. Las donaciones continuaron hasta que en 1967 pudo abrir sus puertas a setenta pacientes en fase terminal. Este *hospice* es uno de los centros más importantes para el cuidado de los moribundos, donde proporcionan lo que Cicely Saunders llamó protección piadosa.

El objetivo principal del *hospice* o clínica terminal –es decir, clínica para enfermos en fase terminal– es eliminar el dolor y la soledad de los moribundos. Cuando estos dos fac-

tores se controlan, nadie en su sano juicio deseará la eutanasia activa, ya que podrá vivir sus últimos días de manera
apacible. Los defensores de la eutanasia activa alegan que el
dolor no es el único factor por el que una persona se decide
por la eutanasia, sino que a algunos pacientes en fase terminal la incontinencia, el vómito, las hemorragias, la pérdida
de visión, la debilidad física, entre otros malestares, los de-
primen y los angustian profundamente. Y, pese a que el *hospice* o clínica terminal se esfuerza por aliviar estos síntomas,
no puede impedir el desbordamiento emocional y sus consecuencias. Además, existe gran polémica en relación con los
efectos secundarios de los narcóticos para controlar el dolor,
como la morfina, la cocaína o la heroína. Quienes abogan
por las clínicas terminales afirman que el cóctel habitual de
calmantes, debidamente preparado de acuerdo con las necesidades del enfermo, produce un grado de somnolencia mínimo. Sin embargo, en los informes de algunas de ellas no
se precisa si las molestias o los efectos secundarios se deben
a la enfermedad o a los medicamentos.

De todas formas, los *hospices* representan una alternativa mucho mejor que los hospitales en lo que respecta al cuidado de los moribundos (para obtener información más
amplia al respecto, consulta mi libro *Un buen morir*, Daniel
Behar, Editorial Pax México, capítulo 4), pues en la fase
terminal, cuando ya no podemos curar al enfermo, es necesario cuidarlo, controlar el dolor, dignificar su condición,
consolarlo y apoyarlo en las últimas horas, en esas horas
en la que se ve despojado, quiéralo o no, de su libertad de
elegir.

Por lo general, cuando estos enfermos en fase terminal
se encuentran en la unidad de cuidados intensivos de algún

hospital, son tratados como objetos o, en el mejor de los casos, como enfermedades, pero pocas, muy pocas veces, como seres dignos. Esto se debe principalmente a la formación profesional del equipo de salud, en la que no se contempla al hombre integral, sino al hombre-objeto-averiado.

El *hospice* o clínica terminal es para el enfermo un hogar y toda su atmósfera contribuye a que tenga una muerte digna. El ambiente y la decoración son alegres, hay plantas y flores en los cuartos, el paciente usa su propia ropa, en algunos admiten a sus mascotas, se les habla por su nombre, dejan entrar niños, no hay horario de visitas, y, lo más importante, su ingreso es voluntario.

Además, es práctica común de algunos hospitales proveer atención domiciliaria a este tipo de enfermos. Por ejemplo, en la mayoría de los hospitales y clínicas del IMSS, se cuenta con un departamento llamado ADEC (Atención Domiciliaria a Enfermos Crónicos y en fase terminal) que, como su nombre lo indica, se encarga de proporcionar atención médica en casa del paciente. Apoyamos con firmeza esta iniciativa pues un paciente crónico estará más cómodo en su hogar, sobre todo cuando su familia hace los preparativos necesarios para cuidarlo y brindarle una mejor calidad de vida y de muerte.

Si al ingresar al *hospice* el enfermo no conoce su condición real, ésta se le comunica en el momento adecuado, fraccionada, a intervalos, a través del método conocido como verdad soportable, que consiste en dosificar la misma, según su grado de tolerancia. Ahora bien, si se opone a conocerla, su decisión debe respetarse. Decirle la verdad al paciente es un trance doloroso, pero con un efecto liberador. El informador debe prepararse psicológicamente para detectar su grado de tolerancia, ya que cuando la información lo rebasa, se vuelve inadecuada y causa la llamada devastación psicológica.

La relación con la eutanasia

Una hermosa muerte honra toda una vida.

PETRARCA

Cicely Saunders[1] describe su actitud hacia los moribundos así:

> Tenemos que permanecer junto a los que están muriendo para saber lo que necesitan. No podemos marcharnos de su lado, puesto que cuanto más nos alejemos, más sufrirán ante la perspectiva de la muerte... Aunque no tenemos la esperanza de curarles, los consideramos personas vivas que están sufriendo y, por tanto, nos concentramos en aliviarles. De este modo pueden disfrutar con la presencia de la familia y los amigos, y también con la alimentación y todas las actividades que sean capaces de desarrollar.

Como respuesta a este punto de vista, los defensores de la eutanasia aluden a la independencia del paciente, por lo que se refiere al control de éste por la familia y a la decisión sobre el carácter de su muerte. La cuestión es que no dependa demasiado del personal médico y que no se tomen decisiones de tipo ético y jurídico en su nombre. La doctora Saunders cree conveniente que familiares y amigos estén presentes en el lecho de muerte. Pero, en tanto algunos pacientes desean compartir sus últimos momentos, otros no quieren que sus familiares los vean sufrir. Lo que es bueno para unos no lo es para otros.

El proceso de morir es tan complejo que no podemos considerar que afrontarlo de una sola manera sea lo indicado para todos. Ello supondría un exceso de confianza injustificado.

Tanto la pionera de los *hospices*, la doctora Cicely Saunders, como la doctora Elisabeth Kübler-Ross, se han opuesto con firmeza a la eutanasia. Ambas han contribuido en gran manera a difundir cómo debe cuidarse en forma adecuada y digna a los moribundos, atendiendo sus necesidades físicas, psíquicas, emocionales y espirituales.

Con el auge de la medicina paliativa, el concepto de *hospice* creció, hasta proporcionar en él un cuidado integral, cuya finalidad principal sea elevar hasta donde sea posible la calidad de vida y la calidad de muerte del enfermo en fase terminal. Esto no excluye que, en caso de que llegara a haber un tratamiento curativo para su padecimiento, el mismo se le administre.

En muchas ocasiones la petición de la eutanasia es un grito pidiendo ayuda, atención, afecto, cariño, amor, por lo que es muy probable que, en el caso de muchos moribundos, la solución sea el *hospice*, pues se trata de una alternativa que ayuda tanto al paciente en fase terminal como a sus familiares.

Referencia bibliográfica

1. C. Saunders, *op. cit.*

Conclusiones

*Hay una palabra que nos libera
de todo el peso y el dolor de la vida:
esa palabra es amor.*

SÓFOCLES

En Holanda, luego en Bélgica... la legalización de la eutanasia reducirá gradualmente los incentivos para mejorar, para curar lo que hasta hoy es incurable, para seguir progre-
sando en todos los procedimientos médicos y, sobre todo,
tratar al enfermo en fase terminal como persona y no como
un número. Darle amor, calidez y una atención holística
(integral) humanizada que abarque aspectos médicos, psicológicos, religiosos y filosóficos, proporcionándole el mayor
confort y los mejores cuidados para que tenga una buena calidad de vida y de muerte. Hacer que el enfermo en fase terminal surja de su crisis gracias a la confianza que los médicos y todo el equipo multi e interdisciplinario le infundan
para que logre superar las etapas difíciles por las que pasa y
morir en la aceptación y la esperanza.

La legislación en los países que mencionamos ha creado
presiones para que los enfermos ejerciten su derecho y quienes no lo han hecho han reportado sentimientos de culpa
por seguir viviendo y también resentimiento ante las insi-
nuaciones de sus familiares.

La legalización de la eutanasia en Holanda en 2000 y en
Bélgica dos años después, ya está expulsando de esas nacio-

nes a muchos ancianos asustados que alegan que, de voluntaria, tal medida se está convirtiendo en obligatoria.

En los casos límite, y sólo en ellos, por ser excepcionales, complejos, difíciles y en los que la incurabilidad sea cierta, la puesta en práctica de tales métodos tendientes a aliviar los sufrimientos se traduce en un llamado a nuestra sociedad para defender el derecho de los pacientes a determinar si continúan viviendo o no. Este derecho sólo justificaría el suicidio o el rechazo de toda terapia, pero no el comprometer a otra persona en el acto de matar.

En defensa de la vida

El que más anhela es el que más vive.

GIBRÁN JALIL GIBRÁN

Estamos en contra de la eutanasia, defendemos la vida humana no sólo desde el punto de vista biológico, sino también social. Y es que la sociedad condena a los ancianos y a las personas con capacidades diferentes. Al anciano se le hace saber que ya no es útil, que es una vida carente de valor, se le pega la etiqueta de vida inútil como lo hacían lo nazis, lo que provoca un alto número de suicidios en ese sector de la población.

Querido lector, espero que la lectura de este ejemplar haya arrojado algo de claridad sobre el tema y que no confundas la eutanasia con la ayuda al moribundo, que distingas los distintos tipos de eutanasia que consignaba la nomenclatura clásica que la dividía en forma inadecuada e imprecisa, y que al conocer la nomenclatura nueva o actual hayas podido alejar las ideas vagas y nebulosas.

Podemos concluir que los progresos científicos y tecnológicos en medicina han salvado a muchísimas personas y evitado incontables sufrimientos.

Nos aterra la perspectiva de que las máquinas nos mantengan con vida y prolonguen innecesariamente nuestra agonía.

En esta obra habrás observado que no existen respuestas sencillas. Por un lado, la vida es sagrada y su preservación es uno de los principios fundamentales de la conducta humana. Por otro, en relación con la eutanasia, te habrás dado cuenta de que no podemos adoptar una opinión fija ni postura oficial, ni establecer reglas inmutables. Sólo podemos actuar con sabiduría si tomamos en cuenta las circunstancias de cada caso, todo dependerá de nuestra motivación y de la compasión que nos mueva.

Muchas de las personas que trabajan con enfermos en fase terminal consideran que la respuesta a las peticiones de eutanasia consiste en mejorar la calidad de la asistencia a los moribundos. Al ser interrogada acerca de la legalización de la eutanasia, Elisabeth Kübler-Ross[1] contestó:

Me parece muy triste que hayamos de tener leyes sobre estos asuntos. Creo que deberíamos utilizar nuestro juicio humano y afrontar nuestro propio miedo a la muerte. Entonces podríamos escuchar a los pacientes y respetar sus necesidades, y no tendríamos este problema.

La gran mayoría de nosotros teme sufrir una agonía intolerable como resultado de una enfermedad incapacitante e incurable que nos provoque dolores insoportables y sufrimientos que nos hagan perder el sentido al que tendía nuestra vida.

Al respecto la doctora Cicely Saunders[2] comenta:

Si uno de nuestros pacientes solicita la eutanasia, eso quiere decir que no estamos haciendo bien nuestro trabajo.

Referencias bibliográficas

1. E. Kübler-Ross, *Sobre la muerte y los moribundos*, 1975.
2. C. Saunders, *op. cit.*

Bibliografía

Aquino, santo Tomás de, *Suma teológica*.

Aries, P., *El hombre ante la muerte*, Madrid, Taurus Ediciones, 1984.

Asimov, I., "Modos de morir", en *El libro de los sucesos, cuentos, hechos, casos, cosas...*, México, Lasser Press Mexicana, 1981.

Bacon, F., *El avance del saber*, Madrid, Alianza, 1988.

——, *Novum Organum*, Barcelona, Fontanella, 1979.

Barnard, C., *Cómo elegir su vida, cómo elegir su muerte*, Barcelona, Argos Vergara, 1981.

Baruk, H., *Psiquiatría moral experimental*, México, Fondo de Cultura Económica, 1960.

Behar, D., *Un buen morir. Encontrando sentido al proceso de la muerte*, México, Editorial Pax México, Librería Carlos Césarman, 2003.

Bender, M. y cols., *Calidad de muerte*, Madrid, Tea Ediciones, 1996.

Bohm, D., *Unfolding Meaning: A Weekend of Dialogue with David Bohm*, Londres, Ark, 1987.

——, *La totalidad y el orden implicado*, Barcelona, Kairós, 1998.

Bowker, J., *Los significados de la muerte*, Gran Bretaña, Cambridge University Press, 1996.

Bruera, E., *et al.*, "The Edmonton Symptom Assesment System (ESAS): a simple method for the assessment of palliative care patients", en *J. Palliat Care*, 1991, 7:2, pp. 6-9.

Cereijido, M. y F. Blanck Cereijido, *La muerte y sus ventajas*, México, Fondo de Cultura Económica, 1999.

Chávez, Ignacio, "Morir digno y decisión médica", en *Eugenesia y Eutanasia médicas*, Simposio Syntex, México, 1979.

Churchill, Winston, *La Segunda Guerra Mundial*, Madrid, La esfera de los libros, 1959.

Congregación para la Doctrina de la Fe, *Declaración sobre la eutanasia*, 5 de mayo de 1980, en *Evangelliuum vitae* 65.

Dubos, R., *Los sueños de la razón. Ciencia y utopía*, México, Fondo de Cultura Económica, 1967.

Elias, N., *La soledad de los moribundos*, México, Fondo de Cultura Económica, 1989.

Fabry, J.B., *La búsqueda de significado. La logoterapia aplicada a la vida*, México, Fondo de Cultura Económica, 1998.

Fletcher, J., *Responsabilidad moral*, Barcelona, Ariel, 1973.

Frankl, V.E., *El hombre en busca de sentido*, Barcelona, Herder, 1996.

——, *La presencia ignorada de Dios. Psicoterapia y religión*, Barcelona, Herder, 1994.

——, *Logoterapia y análisis existencial. Textos de cinco décadas*, Barcelona, Herder, 1994.

——, *La psicoterapia al alcance de todos. Conferencias radiofónicas sobre terapéutica psíquica*, Barcelona, Herder, 1992.

——, *Teoría y terapia de las neurosis. Iniciación a la logoterapia y al análisis existencial*, Barcelona, Herder, 1992.

——, *Ante el vacío existencial. Hacia una humanización de la psicoterapia*, Barcelona, Herder, 1990.

——, *Psicoanálisis y existencialismo*, México, Fondo de Cultura Económica, 1967.

Frazer, J.G., *La rama dorada*, México, Fondo de Cultura Económica, 1969.

Gafo, J. y cols., *La eutanasia y el derecho a morir con dignidad*, Madrid, Paulinas y Univ. P. de Comillas de Madrid, 1984.

Gibrán, J., *El loco y Arena y espuma*, México, Leonardo S. Kaim, 1973.

——, *La voz del maestro*, Madrid-México, Edat, 1999.

Gómez E., *Tratado de Derecho Penal, Tomo IV, Delitos contra el patrimonio y contra los derechos intelectuales*, Capítulo LXXXVII, pp. 55 y 195, Argentina, Cía. Argentina de Editores, 1941.

Gómez, M.A. y J.A. Delgado, *Ritos y mitos de la muerte en México y otras culturas*, México, Grupo Editorial Tomo, 2000.

González de la Vega, F., *Derecho penal mexicano*, México, Porrúa, 1981.

Grof, S. y J. Halifax, *The Human Encounter with Death*, Nueva York, E.P. Dutton, 1978.

Häring, B., *Moral y medicina. Ética médica y sus problemas actuales*, Madrid, Editorial P.S., 1977.

Higuera, G., "Muerte y sociología", en *La eutanasia y el derecho a morir con dignidad*, Madrid, Paulinas, 1984.

Hinton, J., *Experiencias sobre el morir*, Barcelona, Seix Barral, 1996.

Hipócrates, *Tratados hipocráticos*, Madrid, Alianza, 1996.

Hitler, A., *Mi lucha*, Barcelona, Fapa, 2003.

Hipoma, Agustín de, *Las confesiones*.

Humphry, D., *El último recurso. Cuestiones prácticas sobre liberación y suicidio asistido para moribundos*, Barcelona, Tusquets Editores, 1992.

Humphry, D., y Ann Wickett, *El derecho a morir. Comprender la eutanasia*, Barcelona, Tusquets Editores, 2005.

Jaeger, W., *Paideia: los ideales de la cultura griega*, México, Fondo de Cultura Económica, 1957.

Jakkovitz, I., *Jewish Medical Ethics: A Comparative and Historical Study of the Jewish Religious Attitudes to Medicine and its Practice*, Nueva York, Philosophical Library, 1959.

Jeans, J., *Historia de la física*, México, Fondo de Cultura Económica, 1968.

Jung, C.G., *Respuesta a Job*, México, Fondo de Cultura Económica, 1964.

——, *Teoría del psicoanálisis*, Barcelona, Plaza & Janes, 1972.

Kapleau, P., *El renacer budista. Una guía espiritual para los momentos de transición*, México, Árbol Editorial, 1990.

Karo, I., *Síntesis del Shuljan Aruj. Código de prácticas rituales y leyes judías*, Buenos Aires, S. Sigal, 1956.

Kieffer, G., *Bioética*, Madrid, Alhambra, 1983.

Kirkwood, T., *El fin del envejecimiento*, España, Tusquets Editores, 2000.

Krausse, C.M., *La muerte. Un esbozo bibliográfico*, México, INAH, 1994.

Kübler-Ross, E., *La rueda de la vida*, Bilbao, Grafo, 1998.

——, *Vivir hasta despedirnos*, Barcelona, Luciérnaga, 1992.

——, *Una luz que se apaga*, México, Editorial Pax México, Librería Carlos Césarman, 1985.

——, *Death: The Final Stage of Growth*, Nueva Jersey, Prentice-Hall, 1975.

——, *Sobre la muerte y los moribundos*, Barcelona, Editorial Grijalbo, 1975.

——, *Questions and Answers on Death and Dying*, Nueva York, Collier, 1974.

Laing, R.D., *El yo dividido*, México, Fondo de Cultura Económica, 1964.

Lavelle, C., *Introducción a la ontología*, Fondo de Cultura Económica, 1966.

Lazarus, R., *Proceso a la muerte*, México, Editorial Océano de México, 2000.

Levy-Valensi, E.A., *El diálogo psicoanalítico*, Fondo de Cultura Económica, 1965.

Longaker, C., *Afrontar la muerte y encontrar esperanza. Guía para la atención psicológica y espiritual de los moribundos*, México, Grijalbo, 1998.

Lugo Olin, M.C., *En torno a la muerte. Una bibliografía*, México 1559-1990, México, INAH, 1994.

Maquire, D., *La muerte libremente elegida*, Santander, Sal Terrae, 1975.

Molina, N., *Mística en la física*, México, Plaza y Valdés, 1998.

Moro, T., *Utopia*, Nueva York, Penguin Books, 1981.

Nietzsche, Federico, *Así hablaba Zaratustra, I: de la libre muerte*, Madrid, 1932.

Nuland, S., *Cómo morimos: reflexiones sobre el último capítulo de la vida*, Madrid, Alianza Editorial, 1995.

Pareja, G., *Viktor E. Frankl. Comunicación y resistencia*, México, Premia Editora, 1989.

Pérez Valera, U.M., *El hombre y su muerte. Preparación para la vida*, México, Editorial His, 1997.

Public Health Management, Ginebra, Organización Mundial de la Salud, 2002.

Rebolledo Mota, J.F., *Aprender a morir. Fundamentos de tanatología médica,* México, Imprefin, 1999.

Reitlinger, G., *La solución final,* Barcelona, Grijalbo, 1973.

Rimpoché, S., *El libro tibetano de la vida y de la muerte,* Barcelona, Urano, 1994.

Saunders, C., "The Care of the Dying Patient and his Family", en *Ethics in Medicine,* Cambridge-Londres, MIT Press, 1977.

Sampedro, R., *Cartas desde el infierno,* México, Editorial Planeta, 2004.

Schopenhauer, Arthur, *Sobre el suicidio,* Ediciones Cátedra, 1991.

Segal, E., *Love Story,* Barcelona, Mundo Actual de Ediciones, 1978.

Sellares, M. y O. Anguera, *Cómo envejecemos y por qué morimos,* México, Editorial Diana, 1975.

Sherr, E., *Agonía, muerte y duelo,* México, El Manual Moderno, 1999.

Shirer, W., *Auge y caída del III Reich,* Barcelona, Caralt, 1971.

Spinoza, B., *Ética,* España, Altamira, 1984.

Sporken, P., *Ayudando a morir,* Santander, Sal Terrae, 1978.

Sybrandy, Klazien y Rob Bakker, *Will you see to it that I don't wake up,* Paperback, 1983.

Thomas, L.V., *La muerte, una lectura cultural,* Barcelona, Paidós, 1991.

——, *Antropología de la muerte,* México, Fondo de Cultura Económica, 1983.

Tres iniciados, *El Kybalión. Estudio sobre la filosofía hermética del antiguo Egipto y Grecia,* Madrid, EDAF, 1983.

Vidal, M., *El discernimiento ético,* Madrid, Editorial Cristiandad, 1980.

Viorst, J., *El precio de la vida. Las pérdidas necesarias para vivir y crecer,* Argentina, Emecé Editores, 1995.

Voltaire, *Tratado sobre la tolerancia en ocasión de la muerte de Jean Calas,* 1763.

Walker, A., *Cerebral Death,* Baltimore, Urban and Schwartzenberg, 1985.

Weber, R., *Diálogos entre científicos y sabios,* Barcelona, Libros de la Liebre de Marzo, 1990.

Weismann, A., "Essays upon Heredity and Kindred Biological Problems", Oxford, Clarendon Press, 1891-1892.

Wiesenthal, S., *Los asesinos entre nosotros,* Barcelona, Noguer, 1967.

Esta obra se terminó de imprimir
en octubre de 2007, en los Talleres de

IREMA, S.A. de C.V.
Oculistas No. 43, Col. Sifón
09400, Iztapalapa, D.F.